<u>Quellenhinweis</u>

Dieses Buch beinhaltet vorwiegend Erkenntnisse aus diversen

Seminaren
Vorträgen bzw.
Büchern

von Dr. Diethard Stelzl

Die in diesem Buch vorkommenden Symbole sind mit freundlicher Genehmigung von Dr. Diethard Stelzl übernommen.

Die in diesem Buch aufgezeigten Techniken, Methoden und Empfehlungen sind Anregungen, die informativen Zwecken für den Leser dienen sollen und eine Beratung oder Behandlung durch einen Arzt oder Heilpraktiker nicht ersetzen.

Der Autor, der Verlag und die Redaktion übernehmen keine Haftung aus der Anwendung und Nutzung der in diesem Buch vorgestellten Techniken, Methoden und Empfehlungen.

Herstellung und Verlag: BoD – Books on Demand, Norderstedt

Peter GETHER

HEILEN SYMBOLE?

SYMBOLE HEILEN!

(Heilen mittels kosmischer Symbole)

im

HUNA-GEDANKENGUT

Praxisbuch

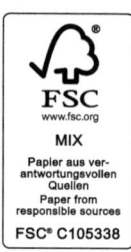

IMPRESSUM

© 2023 Peter Gether (Autor)
Alle Rechte vorbehalten

Die Erstauflage erschien im Jahr 2017 bei BoD

Coverbild: Elisabeth Gether
Covergestaltung: Elisabeth Gether
Innengestaltung: Elisabeth und Peter Gether
Grafiken, Fotos: Elisabeth Gether

Bibliographische Information der Deutschen Nationalbibliothek:
Die Deutsche Nationalbibliothek verzeichnet diese Publikation in der Deutschen Nationalbibliographie; detaillierte bibliographische Daten sind im Internet über dnb.dnb.de abrufbar.

Herstellung und Verlag:
BoD – Books on Demand, Norderstedt

ISBN: 978-3-75782-848-6

INHALTSVERZEICHNIS   SEITE

Einführung

<u>SPIRITUELLES HEILEN</u> beschreibt einen Zustand des „All-Eins-Seins". Das Heilsein als Zustand der grenzenlosen Harmonie und der Verschmelzung mit der Urquelle steckt als Wunsch und Sehnsucht in jedem einzelnen von uns.

Es gilt nun, diesen Wunsch bewusst zu formulieren und alles zu unternehmen, um ihn zu realisieren. Spirituelle Heiler erspüren intuitiv feinstofflich-ätherische sowie grobstofflich-physische Störungen und lösen sie unter aktiver Mitarbeit des Betroffenen auf. Verständnis, Einfühlungsvermögen und absolute Wertfreiheit sind Voraussetzungen, um das zentrale Lebensthema zu verändern und somit Störpotentiale zu lösen.

Einer spirituellen, mentalen, emotionalen-psychischen, energetischen oder körperlich-physischen Störung, die im Hier und Jetzt erfahrbare Wirkung hat, geht immer ein unharmonisches und negatives, starres Gedankenprogramm oder Gefühlsmuster voraus. Diesem Programm oder Muster liegt immer ein Muster aus der Vergangenheit zugrunde.

Bei einer ganzheitlichen Methode suchst du immer den Ursprung des Themas, der vor vielen Existenzen entstanden sein kann und als Störpotential bis heute in deinen Mustern enthalten ist.

Jede Störung hat – wie vorher bereits erwähnt – ihre Ursache in einem Denken, Fühlen, Sprechen und Handeln, das nicht im Einklang mit der universalen Ordnung ist. Gott ist Geist. Der Mensch jedoch, als Geist vom Geiste Gottes, kann sich (zumindest im derzeitigen Bewusstseinszustand) nicht als Geist vom Geiste Gottes erkennen, sondern nur in seiner Ausdrucksform als Licht, Leben und Liebe. Das bedeutet, dass der Grund für eine Erkrankung immer in der Abwesenheit von Licht, Leben oder Liebe zu suchen ist.

Um eine vorliegende Störung oder Krankheit langfristig positiv zu verändern und zu lösen, sind drei Faktoren von besonderer Bedeutung:

- ➢ Der uneingeschränkte Wille, an der Situation etwas verändern zu wollen

- ➢ Die uneingeschränkte Bereitschaft, eigene starre und beengende Gedankenprogramme und Gefühlsmuster auszutauschen

- ➢ Der uneingeschränkte Glaube, dass dies auch möglich sei

Krankheit bedeutet immer inneres und äußeres Ungleichgewicht, Disharmonie und Spaltung im eigenen Umgang mit der göttlichen Harmonie und Ordnung. Die Folgen sind unangenehm, deshalb bekämpft man sie. Das aktiviert noch mehr negative Energie und behandelt nur die Symptomatik, nicht die Ursache. (Energie folgt der Aufmerksamkeit)!

Jede Krankheit will dem Menschen etwas Wichtiges mitteilen und ihm die Gründe seines Ungleichgewichtes vor Augen führen. Eine Heilung kann demnach nur aus dem eigenen Inneren kommen und zwar über eine Änderung der eigenen Gedanken- und Gefühlsmuster.

Heilung ist somit ein wieder Verstehen der eigenen Seele und des Körpers. Der Einklang mit der universellen Ordnung wird wieder hergestellt.

10

SPIRITUELLES HEILEN arbeitet uneingeschränkt mit Gott als Geist in enger Verbindung. Dabei ist der Heiler immer nur Kanal. Er selbst heilt nicht, „es" heilt durch ihn. Der Heiler stellt die Verbindung zur harmonischen Urquelle allen Seins her.

Es werden Wege aufgezeigt, die den Zustand des „ALL-EINS-SEINS", also die Verschmelzung mit der Urquelle (Gott – AKUA) wieder möglich machen. Dadurch wird laut Huna-Gedankengut die harmonische Zusammenarbeit der sog. 3 Selbste gefördert und ermöglicht.

Da bei allen in diesem Buch vorstellten Techniken wiederum die

➢ „Weltformel der Unsterblichkeit" und
➢ „Das Rad des ewigen Lebens"

die absolut übergeordnete Grundstruktur bilden, werden diese Grafiken in den nächsten Seiten nochmals abgedruckt.

Für die nähere Erklärung dazu verweise ich auf das vorangegangene Buch „Huna ohne Geheimnis".

Die Weltformel der Unsterblichkeit

GEIST

LICHT   **LEBEN**   **LIEBE**

Bewegung → Energie   Nullpotential
→ Kraft

Dunkelheit ←→ Starre – Widerstand   Ausdruck im Stoff

feinstofflich   grobstofflich
(0,0025 mm)

Weisheit ←→ Wille
Aktion
freier menschlicher Wille

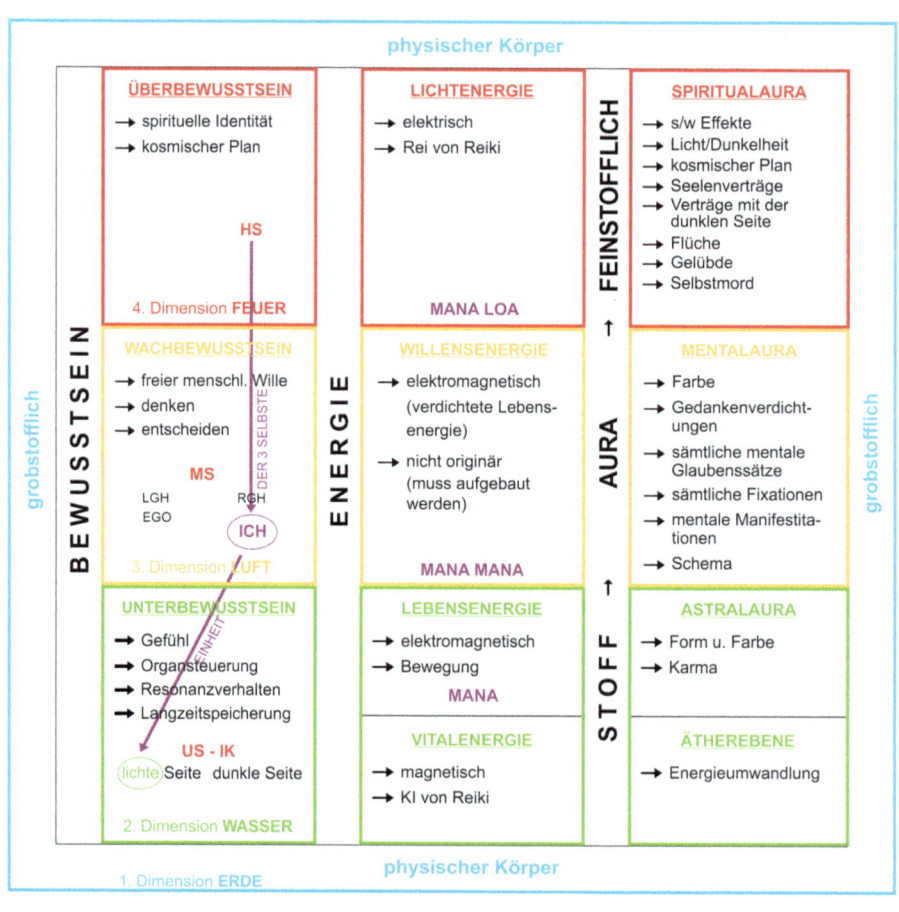

physischer Körper

ÜBERBEWUSSTSEIN	LICHTENERGIE	SPIRITUALAURA
→ spirituelle Identität	→ elektrisch	→ s/w Effekte
→ kosmischer Plan	→ Rei von Reiki	→ Licht/Dunkelheit
		→ kosmischer Plan
		→ Seelenverträge
HS		→ Verträge mit der dunklen Seite
		→ Flüche
		→ Gelübde
		→ Selbstmord
4. Dimension FEUER	MANA LOA	

WACHBEWUSSTSEIN	WILLENSENERGIE	MENTALAURA
→ freier menschl. Wille	→ elektromagnetisch	→ Farbe
→ denken	(verdichtete Lebens-energie)	→ Gedankenverdicht-ungen
→ entscheiden	→ nicht originär (muss aufgebaut werden)	→ sämtliche mentale Glaubenssätze
MS		→ sämtliche Fixationen
LGH RGH		→ mentale Manifestita-tionen
EGO		→ Schema
ICH		
3. Dimension LUFT	MANA MANA	

UNTERBEWUSSTSEIN	LEBENSENERGIE	ASTRALAURA
→ Gefühl	→ elektromagnetisch	→ Form u. Farbe
→ Organsteuerung	→ Bewegung	→ Karma
→ Resonanzverhalten	MANA	
→ Langzeitspeicherung	VITALENERGIE	ÄTHEREBENE
US - IK	→ magnetisch	→ Energieumwandlung
(lichte) Seite dunkle Seite	→ KI von Reiki	
2. Dimension WASSER		

BEWUSSTSEIN   ENERGIE   AURA   STOFF

FEINSTOFFLICH

grobstofflich   grobstofflich

1. Dimension ERDE

physischer Körper

DAS „RAD DES EWIGEN LEBENS"

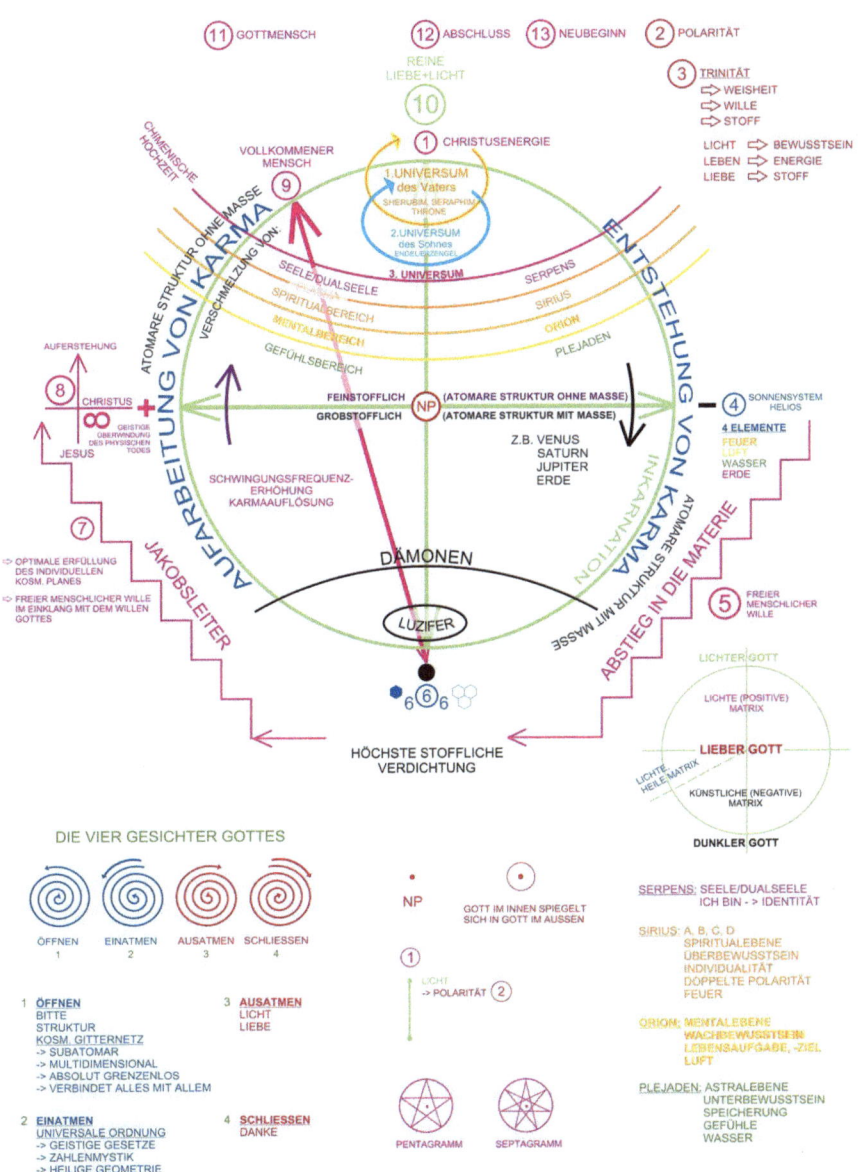

DIE VIER GESICHTER GOTTES

ÖFFNEN · EINATMEN · AUSATMEN · SCHLIESSEN
1 · 2 · 3 · 4

1 **ÖFFNEN**
BITTE
STRUKTUR
KOSM. GITTERNETZ
-> SUBATOMAR
-> MULTIDIMENSIONAL
-> ABSOLUT GRENZENLOS
-> VERBINDET ALLES MIT ALLEM

2 **EINATMEN**
UNIVERSALE ORDNUNG
-> GEISTIGE GESETZE
-> ZAHLENMYSTIK
-> HEILIGE GEOMETRIE

3 **AUSATMEN**
LICHT
LIEBE

4 **SCHLIESSEN**
DANKE

NP

GOTT IM INNEN SPIEGELT
SICH IN GOTT IM AUSSEN

① LICHT
-> POLARITÄT ②

PENTAGRAMM · SEPTAGRAMM

SERPENS: SEELE/DUALSEELE
ICH BIN - > IDENTITÄT

SIRIUS: A, B, C, D
SPIRITUALEBENE
ÜBERBEWUSSTSEIN
INDIVIDUALITÄT
DOPPELTE POLARITÄT
FEUER

ORION: MENTALEBENE
WACHBEWUSSTSEIN
LEBENSAUFGABE, -ZIEL
LUFT

PLEJADEN: ASTRALEBENE
UNTERBEWUSSTSEIN
SPEICHERUNG
GEFÜHLE
WASSER

13

HEILEN MIT KOSMISCHEN SYMBOLEN

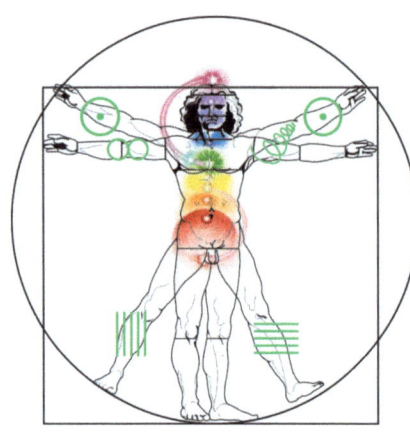

Seit alters her haben Menschen intuitiv gewusst, dass sie durch Übertragung bestimmter Symbole und Farben in der Lage waren, aus dem Universum kosmische Ordnungskriterien aufzunehmen und damit außergewöhnliche Kräfte und Energien zu aktivieren.

Dieses Wissen wurde im Rahmen der Kriegsbemalung, Tätowierung, Herstellung von Amuletten und Talismanen, aber auch – für uns außerordentlich interessant – zu Heilzwecken eingesetzt.

„ÖTZI" wurde bereits von entsprechend ausgebildeten Schamanen behandelt und hatte an über einem Dutzend Stellen Striche und Kreuze eintätowiert.

Positive Schwingungsimpulse wirken auf den menschlichen Organismus stärkend und harmonisierend für den Selbstheilungsprozess der Körpersysteme. Dadurch werden äußere und innere Harmonie sowie Gesundheit vermittelt.

Negative Schwingungsimpulse wirken hingegen hemmend und schädigend und führen zu Disharmonie und Krankheit, wobei die in jedem Zellkern gespeicherte Urinformation immer positiv und harmonisch ausgerichtet ist.

Krankheit entsteht dann, wenn der Gesamtorganismus durch mentale, psychische, energetische oder physische Einflüsse von außen und innen gestört ist.

Bestimmte, durch gewisse Symbole und Zeichen hervorgerufene Schwingungsimpulse können auf störende, negative Informationsimpulse korrigierend eingreifen und diese dadurch wieder in den positiven, harmonischen Urzustand versetzen.

Der Wiener Bioresonanzforscher Erich Körbler (verstorben 1994) entdeckte Ende vorigen Jahrhunderts mit dem sog.

„UMKEHRPRINZIP DER SYSTEMINFORMATION"

eine hervorragende Möglichkeit, durch Aufbringung bestimmter Strichkombinationen auf der Haut Veränderungen von Körperinformationen und dadurch Heilwirkungen zu erzielen. Er nannte das „NEUE HOMÖOPATHIE"!

Dr. Diethard Stelzl hat das System von Erich Körbler weiterentwickelt und den diversen Strichkombinationen noch Flächensymbole (zB Kreis) und Farben hinzugefügt.

Zum Verständnis des Systems („Heilen mit kosmischen Symbolen") von Dr. Stelzl dienen hier wiederum die „Weltformel der Unsterblichkeit" und „das Rad des ewigen Lebens".

Dabei gibt es die verschiedenen Ebenen mit den entsprechenden Steuerinstanzen, und zwar:

- ➢ Überbewusstsein mit der Steuerinstanz „Hohes Selbst",
- ➢ Wachbewusstsein mit der Steuerinstanz „Mittleres Selbst",
- ➢ Unterbewusstsein mit der Steuerinstanz „Unteres Selbst" bzw. „Inneres Kind".

Das Denken beginnt in der linken Gehirnhälfte des Wachbewusstseins. Ist diese gedachte Information beispielsweise in Form eines Gedankenmusters negativ, führt diese Störung in der Information zu einer Störung im Energiesektor. Das kann zu Energiestau oder Leere an Energie führen und in der Folge zu einer Störung im feinstofflichen Bereich in Form von Verdichtungen oder Löchern in der Aura. Das letzte Glied der Kette ist dann der physische Körper mit einer grobstofflichen Störung.

Ein Energiestau entsteht dadurch, dass du durch bestimmte starre Gedankenmuster eine Blockade erzeugst, die den normalen Energiefluss derartig hemmt, dass es zu einer Erstarrung im Gewebe kommt. Das führt zu einer Verdichtung von Flüssigkeiten oder bestimmten Gewebekonstruktionen. Dadurch ist zu viel Energie vorhanden und es entsteht Druck. Dieser führt zu Stau und Entzündungen. Daraus entsteht normalerweise ein Störpotential mit der Namensendung „-itis"!

Wenn du nicht gegensteuerst, führt dies zur Abwesenheit von Energie und es kommt zu einer Leere und Degenerationserscheinung. (Namensendung mit „-ose")!

Beides, sowohl zu viel als auch zu wenig an Energie, ist ein Störfaktor.

Das bedeutet, bei

- ➢ zu viel an Energie musst du Energie wegnehmen
- ➢ zu wenig an Energie musst du Energie zuführen

Diesen Ausgleich kannst du sehr gut mit der Anwendung kosmischer Symbole erreichen.

<u>Ein häufiges Praxisbeispiel:</u>

Du hast als grobstoffliche Störung „Schnupfen". Der Volksmund sagt dazu, du hast die Nase voll. Warum hast du die Nase voll? Es stört dich irgendetwas und du baust dadurch einen Widerstand auf. Dieser führt zu einem Stau und der führt wiederum zu Verdichtungen der Flüssigkeiten. Das ist der Schnupfen.

Das ist eine völlig andere Betrachtungsweise einer Störung. Du schaust dir zuerst die grobstoffliche Störung an und fragst dich, „was ist die Ursache dieser Störung?" Du kommst dann automatisch in die feinstoffliche Ebene.

Laut Huna beginnt alles in deinen Gedanken, die die Information „ich habe die Nase voll" enthält. Daraus wird ein Programm. Es stört dich etwas und du rennst gegen eine Mauer. Wenn du diese nicht einreißen kannst, holst du dir eine Beule, und das ist im übertragenen Sinne der Schnupfen.

Auf diesem Prinzip basiert das „Heilen mit kosmischen Symbolen". Bestimmte Symbole haben eine ganz bestimmte Schwingung und diese wirken auf bestimmte Informationsmuster, die am Anfang stehen, ein. Deshalb spricht man von „Informationsmedizin", weil du die Ursache (die Störinformation) änderst. Das ist identisch mit dem Huna-Gedankengut.

Nochmals kurz zur Wiederholung:

Gott ist Geist und für uns in

- ➢ Licht (Bewusstsein)
- ➢ Leben (Energie)
- ➢ Liebe (Ausdruck Gottes im Stoff)

erfahrbar.

Eine Störung, egal in welcher Form oder Ebene, ist daher immer entweder:

- ➢ Abwesenheit von Licht (führt in die Dunkelheit)
- ➢ Abwesenheit von Leben = Bewegung (führt zu Widerstand und Starre)
- ➢ Abwesenheit von Liebe

Meistens ist es von diesen 3 Faktoren nicht nur einer, wobei die Abwesenheit von Liebe (vor allem Eigenliebe) sicherlich den häufigsten darstellt.

Schematische Darstellung der Wirkungsweise kosmischer Symbole

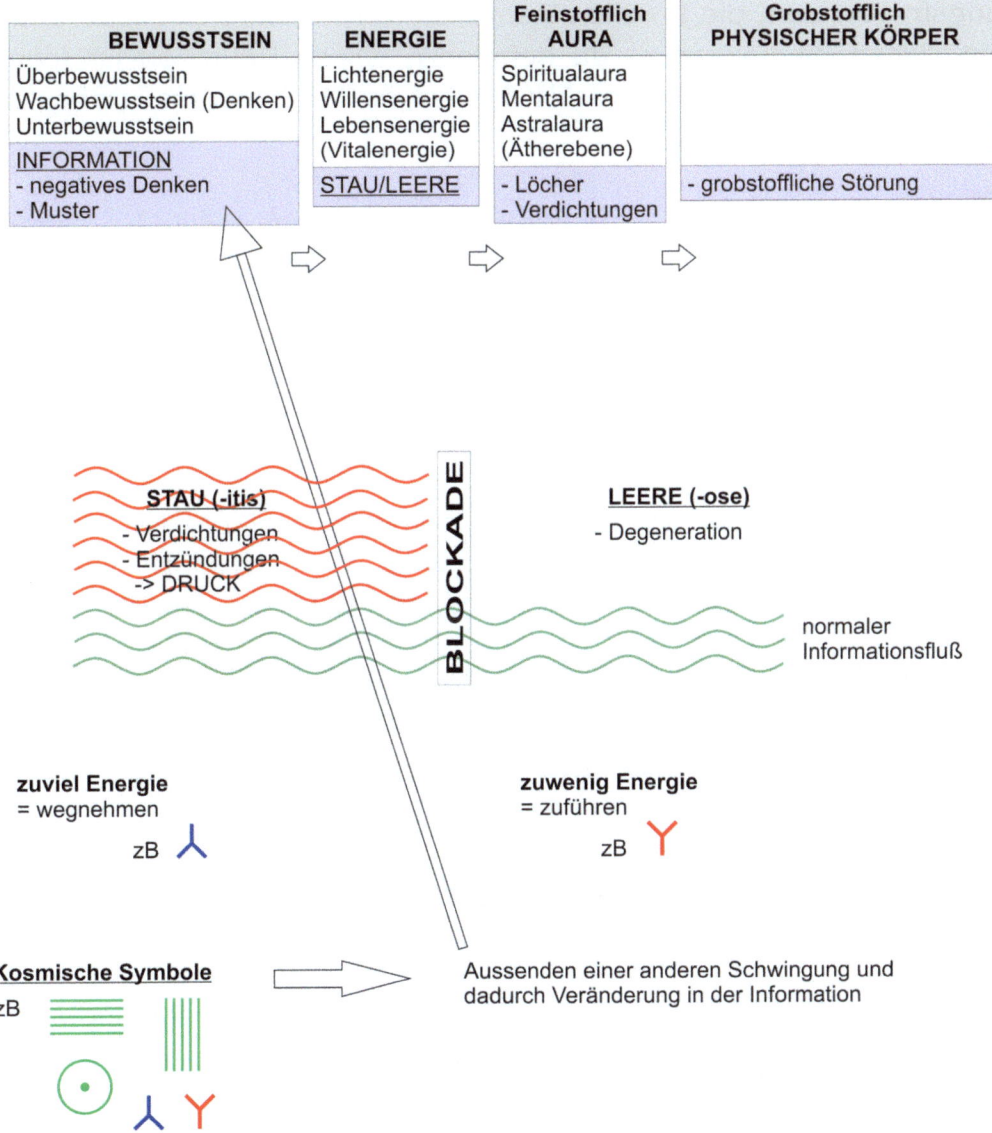

BEWUSSTSEIN	ENERGIE	Feinstofflich AURA	Grobstofflich PHYSISCHER KÖRPER
Überbewusstsein Wachbewusstsein (Denken) Unterbewusstsein	Lichtenergie Willensenergie Lebensenergie (Vitalenergie)	Spiritualaura Mentalaura Astralaura (Ätherebene)	
INFORMATION - negatives Denken - Muster	STAU/LEERE	- Löcher - Verdichtungen	- grobstoffliche Störung

STAU (-itis)
- Verdichtungen
- Entzündungen
-> DRUCK

BLOCKADE

LEERE (-ose)
- Degeneration

normaler Informationsfluß

zuviel Energie
= wegnehmen

zB

zuwenig Energie
= zuführen

zB

Kosmische Symbole

zB

Aussenden einer anderen Schwingung und dadurch Veränderung in der Information

19

Die **DIMENSIONEN DES UNIVERSUMS**

Du hast nicht nur deinen physischen Körper, sondern der Großteil von dir ist feinstofflich angelegt. Es gibt dabei verschiedene Schwingungsfrequenzen, die jeweils einem bestimmten Bereich zuzuordnen sind. Jeden davon kannst du definieren. Diese Definition ist identisch mit den sog. RAUMDIMENSIONEN des Universums. Dabei ist die:

1. Dimension - Strecke   (physischer Körper, - Länge)
2. Dimension - Fläche   (Astralebene – l x b)
3. Dimension - begrenzter Raum   (Mentalebene – l x b x h)
4. Dimension - unbegrenzter Raum (Spiritualebene – l x b x h x Tiefe)
5. Dimension - Struktur   (globale Ordnungskriterien)
6. Dimension - Maitreya-Schwingung
7. Dimension – Nullpotential Gottes

Ein Punkt ist das Symbol bzw. die geometrische Form für Gott im Nullpotential (AKUA). Ein Punkt ist nicht weiter reduzierbar und symbolisiert den Urzustand allen Seins, den GOTT IM INNEN.

Wenn du über einen Punkt einen Tensor (Pendel oder ähnliches) hältst, bleibt dieser ruhig. Gibst du diesem Punkt jedoch die Möglichkeit sich in einem anderen zu spiegeln, indem du beide Punkte verbindest, befindest du dich bereits in der

1. **Dimension**

Ein Versuch:

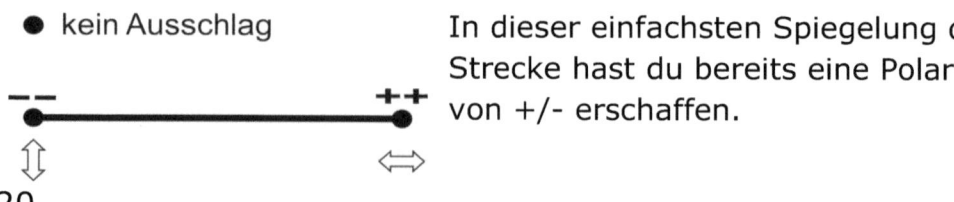

● kein Ausschlag

In dieser einfachsten Spiegelung der Strecke hast du bereits eine Polarität von +/- erschaffen.

Zur 1. Dimension der Strecke gehören als kosmische Symbole verschiedene Striche und Strichkombinationen, welche später näher erklärt werden. Diese können unter anderem folgendermaßen aussehen:

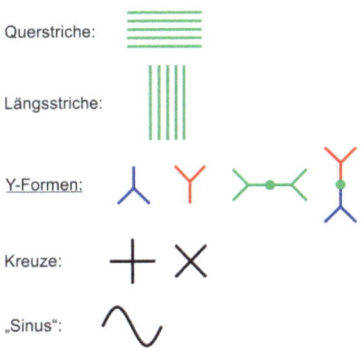

Das wichtigste Symbol der 1. Dimension sind 5 Striche in der Farbe Grün.

Der 1. Dimension ist die grobstoffliche, physische Ebene zugeordnet. Das **mathematische Grundprinzip** dieser Dimension ist der **„Goldene Schnitt"**.

Zum „Goldenen Schnitt" kommst du, indem du eine Strecke in einen kleineren und größeren Abschnitt teilst. Wenn der kleinere zum größeren Abschnitt dieser Strecke genau im gleichen Verhältnis steht wie der größere zum ganzen, ist dies der „Goldene Schnitt".

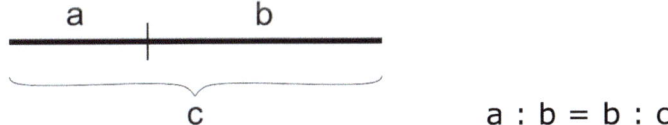

$$a : b = b : c$$

Diese Verhältniszahl ist eine unendliche Zahl und heißt PHI. Die Zahl lautet: 1,6180339 …

Unsere gesamte grobstoffliche Ebene ist in diesem „Goldenen Schnitt" aufgebaut, wie beispielsweise die Anordnung von Blütenblättern, sodass jedes Blatt während 24 Stunden genau gleich viel Sonne erhält. Wenn du ein Bauwerk siehst, das im „Goldenen Schnitt" gebaut wurde, findest du es automatisch harmonisch.

LEONARDO FIBONACCI, ein Franziskanermönch und Mathematiker, hat diesen „Goldenen Schnitt" als Zahlenreihe errechnet. Diese lautet:

0-1-1-2-3-5-8-13-21-34-55-89-144-233-377-610-987-1597 usw.

Die Reihe bildet sich, indem du jeweils die letzten beiden Zahlen zusammenzählst.

$0 + 1 = 1$
$1 + 1 = 2$
$1 + 2 = 3$
$2 + 3 = 5$
$3 + 5 = 8$ usw.

Der ATTRAKTOR bzw.MULTIPLIKATOR der 1. Dimension ist daher die Zahl Phi mit 1,61803 ...

Dieser Attraktor ist anfangs natürlich noch sehr ungenau, jedoch bei 987 : 610 ist er bereits bei 1,6180371 ...

Wenn du dem eingangs erwähnten Punkt die Möglichkeit gibst, sich in einem Kreis (mit „unendlich" vielen anderen) zu spiegeln, befindest du dich bereits in der

2. **Dimension** (Fläche, Länge x Breite)

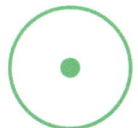 Dieser Punkt mit Kreis in der Farbe Grün ist bereits das wichtigste Symbol der 2. Dimension.

Zu dieser Dimension gehören, wie der Kreis bereits aussagt, Flächensymbole. Das bedeutet, die Symbole sind alle „geschlossen", wie zum Beispiel Kreis, Quadrat, Rechteck.

Wie aus der „Weltformel der Unsterblichkeit" ersichtlich, sind dieser 2. Dimension zugeordnet:

- ➤ Astralebene
- ➤ Gefühl
- ➤ Bauchhirn
- ➤ Langzeitspeicherung
- ➤ Körpersteuerung
- ➤ Inneres Kind
- ➤ Karmaspeicherung
- ➤ Lebensenergie

Das mathematische Grundprinzip ist hier die OKTAVIERUNGSREIHE mit dem ATTRAKTOR 2. Die dazugehörige Zahlenreihe lautet daher:

1-2-4-8-16-32-64-128-256-512-1024 usw.

Die 8 ist in der Zahlenreihe der 1. und 2. Dimension enthalten. Sie verbindet daher die 1. und 2. Dimension miteinander und ist somit eine außerordentlich wichtige Zahl.

Lebensenergie ist sehr gut zu aktivieren, wenn ein rundgeformter Holzstab mit 2 cm Durchmesser und einer Länge von 32 oder 64 cm

= (8 x 8 bzw. 8²) genommen wird. Legst du dich jetzt zwischen diese beiden Stäbe, baut sich ein positives Energiefeld auf und du wirst mit Lebensenergie aufgeladen.

Bei einem Wanderstab mit 2 cm Durchmesser, genau bei 128 cm gehalten, wirst du ebenfalls enorm mit Lebensenergie versorgt.

Neben dem Punkt mit Kreis (in Grün) ist die

„BLUME DES LEBENS"

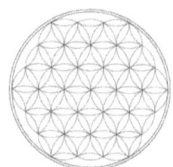

eines der wichtigsten Symbole für Lebensenergie und somit der 2. Dimension. Stellst du deinen Teller mit Essen oder Getränke und so weiter auf eine Blume des Lebens, wird die darin enthaltene Lebensenergie (Boviseinheiten) um ca. 45 % erhöht.

Wenn du die Ursache einer physischen Störung wissen (finden) möchtest, kommst du automatisch mindestens eine Dimension höher. Das bedeutet, die 1. und 2. Dimension sind für das Arbeiten mit kosmischen Symbolen die absolut wichtigsten und werden später eingehend erklärt.

Die Zahlen der 1. Dimension in der Fibonacci-Reihe mit dem Attraktor von 1,61803 ... und der 2. Dimension der Oktavierungsreihe mit dem Attraktor von 2 liegen sehr eng beisammen.

Einen gewaltigen Sprung machst du jedoch in die

3. Dimension (begrenzter Raum = Länge x Breite x Höhe)

Hier ist die Zahlenreihe die sog. Potenzierungsreihe mit der Zahl 10. Das bedeutet $10 = 10^1$; $100 = 10^2$; $1000 = 10^3$ usw.

Hierher gehören zB die Formen wie Würfel, Kugel, usw. Zugeordnet sind dieser Dimension:

- Wachbewusstsein
- Mentalbereich
- freier menschlicher Wille

Die klassische Homöopathie arbeitet nach dem Prinzip der 3. Dimension.

4. Dimension
(unbegrenzter Raum = Länge x Breite x Höhe x Tiefe)

Dieser Dimension sind zugeordnet:

> ➢ Überbewusstsein
> ➢ Spiritualebene
> ➢ Liebes- und Lichtenergie
> ➢ mein Kosmischer Plan

Die Symbole der 4. Dimension sind Mandalas. Diese beginnen mit einem zentralen Punkt in der Mitte und verlaufen symmetrisch nach außen. Die einfachste Form eines Mandalas sieht so aus:

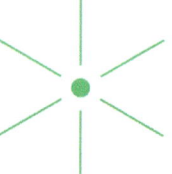

Die Zahlenreihe der 4. Dimension ist die Duodezimalreihe mit dem Attraktor 12. Die dazugehörende Reihe ist demnach:

1 – 12 – 144 – 1728 - 20 736 - 248 832 und so weiter

Der unbegrenzte Raum mit der „Tiefe" sagt aus, dass wir eigentlich bereits im spirituellen Bereich uns befinden. Dies ist in der nachfolgenden Ausführung leicht nachvollziehbar.

Du kannst ein dreidimensionales Bild nur dann als dreidimensional erfahrbar beziehungsweise sichtbar machen, indem du es auf eine zweidimensionale Fläche projizierst. Das bedeutet, du brauchst die nächstniedrigere (2. Dimension) um die 3. Dimension erfahrbar zu machen.

26

Wir Menschen leben in einer dreidimensionalen Welt. Das sagt daher aus, dieser dreidimensionale begrenzte Raum spiegelt einen vierdimensionalen unbegrenzten Raum wider in dem wir angelegt sind. Wir bestehen daher auch aus der Tiefe und das ist unsere spirituelle Komponente.

Wir sind daher ein wichtiger Teil des Universums und das Universum ist ein wichtiger Teil von uns. Wir müssen uns als EINHEIT SEHEN.

5. Dimension (Struktur)

Diese Dimension ist bereits weit außerhalb des menschlichen Vorstellungsvermögens. Mit kosmischen Symbolen erreichst du diese Dimension kaum mehr.

Zugeordnet sind dieser Dimension:

> ➢ Kosmisches Lichtgitternetz
> ➢ Universale Akasha-Chronik
> ➢ Globale Ordnungskriterien und Kommunikationssysteme

Die 5. Raumdimension ist identisch mit dem Heraustreten von AKUA aus der Null zur Eins des Lichtes, was im „Rad des ewigen Lebens" genau erklärt wurde.

6. Dimension (Maitreya-Schwingung)

Die 6. Dimension ist nur noch Schwingung und kann weder räumlich noch zahlenmäßig definiert werden. Sie entspricht schwingungsmäßig dem 2. Universum des Sohnes mit einer Frequenz von 10^{27} bis 10^{30} Hz.

7. Dimension

Diese Dimension entspricht dem Nullpotential Gottes mit einer sehr hohen Schwingung von 10^{30} bis 10^{33} Hz.

Für die Anwendung von kosmischen Symbolen ist jedoch fast ausschließlich die 1. und 2. Dimension von Bedeutung.

WICHTIGE FARBEN, ZAHLEN und STRICHKOMBINATIONEN
zum System „Heilen mit kosmischen Symbolen"

Erich Körbler arbeitete ausschließlich in der physischen Ebene der 1. Dimension. Meines Erachtens wäre er jedoch, wenn er weiterarbeiten hätte können und nicht 1994 verstorben wäre, in die nächste Dimension vorgedrungen. Dieses weiterentwickelte System stelle ich hier vor.

Die Anzahl der auf die Haut aufzubringenden Striche ist streng mit einer zugeordneten Farbe gekoppelt. Diese Farbe und auch die Strichanzahl entwickelten sich ebenfalls wieder aus dem System „Rad des ewigen Lebens".

Wenn du das klassische Farbspektrum des Regenbogens ansiehst, sind es 7 Farben und zwar:

➢ Violett
➢ Indigo
➢ Hellblau
➢ **Grün** (ist die Farbe der Mitte, Heilung und Harmonie)
➢ Gelb
➢ Orange
➢ Rot

Null im Zustand des ewigen Seins (AKUA) im Zentrum kann man nicht definieren.

1 steht im Universum bzw. im gesamten „Lichtraum" für das 1. Geistige Gesetz der Einheit, Vollkommenheit, Ganzheit und wechselseitigen Vernetzung. Die dazugehörende Farbe ist **Weiß.**

Du kommst jetzt aus dem Licht und gehst in die Polarität um Erfahrungen zu machen, dafür steht die

2 (Dualität, Polarität, Spiegelung). Die dazugehörende Farbe ist **Gelb.**

3 steht für die Trinität und die Farbe **Orange.**

4 steht für die 4 Elemente. Gott geht hier von der Feinstofflichkeit in die Grobstofflichkeit und spiegelt sich in den 4 Elementen. Die dazugehörende Farbe ist **Rot.**

Jetzt kippt das System in die Komplementärfarbe. Das ist

5 mit der dazugehörenden Farbe **Grün.**

6 steht für die dichteste Masse mit der Extremspiegelung von Licht/Dunkelheit. Die dazugehörende Farbe ist **Hellblau.**

7 steht für den aufstrebenden Menschen und seinen Einstieg in die Spiritualität. Die dazugehörende Farbe ist **Blau.**

8 steht für das Durchstoßen des Querbalkens des Koordinatenkreuzes von der Grobstofflichkeit wieder zurück in die Feinstofflichkeit. Die dazugehörende Farbe ist **Violett.**

9 steht für den vollkommenen Menschen, der ins Licht geht. Hier gibt es keine Polarität mehr und du bist außerhalb der Störpotentiale. Die dazugehörende Farbe ist **Schwarz.**

So hat sich das gesamte System entwickelt.

In der Therapie kommt das

„UMKEHRPRINZIP DER SYSTEMINFORMATION"

zur Anwendung.

Das bedeutet, du drehst die Störinformation um und bringst mittels Strichkombinationen diese Störung zur Heilung. Dadurch ergibt sich zwischen Strichanzahl und Farbe folgender <u>zwingender</u> Zusammenhang.

Aussage der ZAHLEN und FARBEN

STRICHANZAHL BEI THERAPIE	FARBE
(9)	(Weiß)
8	Gelb
7	Orange
6	R O T '
5	**G R Ü N**
4	Hellblau
3	Indigo
2	Violett
(1)	(Schwarz)

In der praktischen Arbeit mit kosmischen Symbolen kommen Weiß (9 Striche) und Schwarz (1 Strich) normalerweise nicht zur Anwendung.

Weiß und Schwarz sind eigentlich keine Farben. Weiß sind alle Farben zusammengenommen und Schwarz ist die Abwesenheit aller Farben (Licht).

5 Striche in Grün nehmen hier in der 1. Dimension eine absolute Sonderstellung ein. Sie bleiben in der Entwicklung und in der Anwendung des Systems genau in der Mitte und ändern sich nicht.

ARBEITEN MIT KOSMISCHEN SYMBOLEN

Das System ist außergewöhnlich einfach und logisch aufgebaut. Deshalb kannst du eigentlich im Grunde genommen auch keine Fehler machen.

Die physische Ebene arbeitet nur mit Strichen beziehungsweise Strichkombinationen. Wenn du die Energetik, Karmaspeicherung und so weiter - was ja jedenfalls immer jedem Störpotential als dahinterliegend zu betrachten ist - berücksichtigen willst, bist du automatisch in der 2. Dimension mit den Flächensymbolen.

Grün ist die Farbe der Mitte, Heilung und Harmonie. Dem entsprechen in der 1. Dimension die vorhin genannten 5 Striche in Grün. In der 2. Dimension wäre das der Punkt mit Kreis in Grün.

Mit diesen beiden Symbolen bist du immer richtig und kannst absolut nichts falsch machen. Dabei therapierst du eigentlich nicht, sondern gibst dem Körper das Endziel vor - und das ist Heilung und Harmonie.

Grundsätzlich gibt es 3 Möglichkeiten, wohin du die Symbole malen kannst, und zwar:

1. Störstelle
2. Herz
3. Steuerpunkt bzw. Steuerzone

Auf die entsprechende Störstelle kannst du evtl. nicht immer ein Symbol zeichnen. Alle Regelkreisläufe des Menschen laufen über das Herz. Daher wären Symbole auf das Herz auch möglich, jedoch nur

34

bedingt, da du es dabei bei mehreren anzubringenden Symbolen leicht überforderst.

Steuerpunkte und Steuerzonen werden später näher erläutert. Es sind dies bestimmte Punkte oder Zonen auf der Haut, die für den gesamten Körper gelten. Die Steuerzone für die Verdauung ist beispielsweise der rechte Handrücken, für den Blutdruck die rechte Ellbogenbeuge usw.

Die wichtigsten Symbole und deren Aussage auf einen Blick

Es gibt eine Unmenge verschiedener Symbole. In der praktischen Arbeit reduzieren sie sich meistens auf einige wenige.

Die Symbole der 1. Dimension sind „offene" (Strecke bzw. Striche), die der 2. Dimension sind alle „geschlossen" (Flächensymbole).

1. DIMENSION

➢ **STRICHE:**   (das Endziel sind immer 5 Striche in Grün)

Querstriche: —— Aktivierung einer Information.
Du hast zu wenig Energie und die Information für mehr Energie wird gestärkt.

Längsstriche: | Stau am fließenden System. Zum Beispiel Flüssigkeiten, Nerven, Blutkreislauf, Lymphe

Kreuze: ┼ Markuskreuz

✕ Andreaskreuz

Diese Kreuze blockieren jeden Energiefluss, sowohl positiv als auch negativ. Sie sind eigentlich nur dann wirklich sinnvoll, wenn ein Schmerz absolut die Überhand gewonnen hat.

<u>Sinus</u>

Der Sinus ist ein sehr kompliziertes mathematisches Zeichen und kommt einem Halbkreis sehr nahe. <u>In der Anwendung dieses Zeichens ist Vorsicht geboten, da es „ZURÜCK ZUM SENDER"</u> bedeutet und der Sender bist DU. Der Sinus polt nämlich immer um, das bedeutet, zuerst von MINUS auf PLUS und dann wieder von Plus auf Minus. Daher ist es unbedingt erforderlich, abzufragen, wie lange er auf der Haut bleiben soll.

Y-FORMEN:

Rotes Y:

Rotes „Y" nach oben hin offen bedeutet

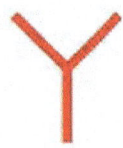

- **immer** Umpolung von Minus auf Plus und nie umgekehrt. Daher ist es unbedenklich einsetzbar.

- Höhere Schwingungsfrequenzen von „oben" werden aktiviert.

Blaues Y:

Blaues „Y" nach unten offen bedeutet

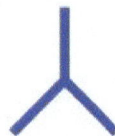

- Verstärkung der Magnetenergie der Erde

- Wird verwendet, wenn zu viel Energie vorhanden ist. (-itis)

Grünes Doppel-Y:

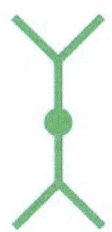

wird hauptsächlich eingesetzt bei:

- Wechselfunktionen wie zum Beispiel: Schilddrüse, Thymusdrüse, Bauchspeicheldrüse,

- wirkt generell harmonisierend

rot-blaues Doppel-Y: (Selbstzerstörungssymbol)

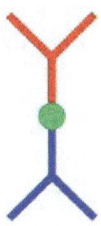

- harmonisiert Selbstzerstörungsprozesse wie beispielsweise das Hashimoto-Syndrom

2. **DIMENSION**

grüner Punkt mit Kreis:

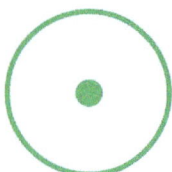 Dieses Symbol bedeutet, Gott im Innen spiegelt sich in Gott im Außen. Es ist das wichtigste Symbol der 2. Dimension und gibt wie die 5 Striche in Grün das Endziel der Heilung - Harmonie und Mitte - vor.

Pentagramm:

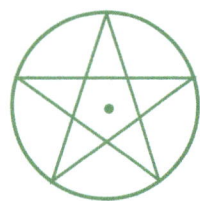 Das Pentagramm steht für den freien menschlichen Willen. Wenn du dieses Symbol in einen Kreis mit Punkt setzt, ist es eines der stärksten Symbole wenn es darum geht, eine Körperzone zu schützen, wie zum Beispiel die Leber oder Milz. Dadurch stellst du deinen freien menschlichen Willen und deine Individualität in ein anderes Symbol, nämlich in das System der Perfektion Gottes. (Punkt mit Kreis).

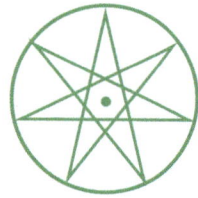 Noch stärker würde ein im Kreis befindliches **Septagramm** wirken.

<u>Weitere wichtige Symbole der 2. Dimension sind:</u>

KARMAAUFARBEITUNG

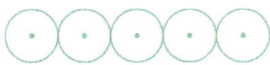

KARMAAUFLÖSUNG

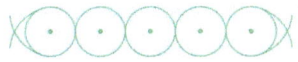

Bei der Arbeit mit Symbolen der 1. Dimension sind die Anzahl der Striche und die dazugehörende Farbe zwingend vorgegeben. Bei den Strichen ist daher – außer bei den 5 Strichen in Grün – auch die Zeit wie lange diese sich auf der Haut befinden sollen, außergewöhnlich wichtig und immer auszutesten.

Die entsprechende Zeit kann

> ➤ Stunden
> ➤ Tage
> ➤ Wochen

betragen.

Meistens kommt bei der nächsten aufzumalenden Farbe (Strichanzahl) eine Verdoppelung der Zeit zustande.

Ein Beispiel:

Du testest   8 Striche gelb   2 Tage
                 7 Striche orange   4 Tage
                 6 Striche rot   8 Tage,

ist das ein Hinweis dafür, dass diese Störung (da die Anzahl der Tage in der Oktavierungsreihe sind) die Ursache in der 2. Dimension hat. Dies ist meistens der Fall.

Wenn du beispielsweise testest

8 Striche gelb   3 Tage
7 Striche orange   5 Tage
6 Striche rot   8 Tage,

ist dies in der Zahlenreihe der Fibonacci-Reihe und ein Hinweis dafür, dass die Ursache wirklich in der 1. Dimension im physischen Bereich zu suchen ist. Dies ist jedoch in den seltensten Fällen der Fall.

Interessanterweise entfallen manchmal die 6 Striche in Rot und es kommen nach 7 Strichen in Orange sofort die 5 Striche in Grün – das Endziel.

Auf der nachfolgenden Seite findest Du einen „Testbogen", der eine mögliche Vorgehensweise vorstellt, um zu den entsprechenden Symbolen zu kommen, die dann auf die Haut aufzubringen sind.

Testbogen

> Darf ich, kann ich, soll ich
(evtl. Name der Person ...) durchtesten   (**bei Ja**)

Gibt es bei diesem Störpotential eine Möglichkeit, dieses mit kosmischen Symbolen zu bearbeiten? (**bei Ja**)

Sind es Symbole der 1. Dimension (....... ja .... nein)
Sind es Symbole der 2. Dimension (....... ja .... nein)

Bei „Ja" in der 1. Dimension:

Sind es „5 Striche in Grün"? (ist immer richtig)! (...... ja .... nein)
-   Querstriche ? ....
-   Längsstriche ? ....

Gibt es eine Strichkombination, die noch optimaler wäre? (**bei Ja**)

Sind es: 8 Striche in Gelb
                  7 Striche in Orange
                  6 Striche in Rot
                  5 Striche in Grün (ist das Endziel und anzustreben!)

Testbogen

Schema:
„Zuordnung der Strichanzahl zu ein einzelnen Farben"!

STRICHE	FARBEN	STUNDEN	TAGE	WOCHEN
9	(Weiß)	-----	-----	-----
8	Gelb			
7	Orange			
6	Rot			
5	**G R Ü N**			
4	Hellblau (Türkis)			
3	Indigo			
2	Violett			
1	(Schwarz)	-----	-----	-----

Bei den Strichen (außer bei 5 Strichen in Grün) IMMER abfragen, wie lange sie auf der Haut bleiben sollen.

Bei „Ja" in der 2. Dimension:

Ist es der „Punkt mit Kreis in Grün"? (ist ebenfalls immer richtig!)

Gibt es ein Symbol das noch optimaler wäre?   (**bei Ja**)

Die anderen Symbole abfragen!

Strich- und Farbkombinationen
der 1. Dimension

Informationsaktivierung   **Fließstörung**

8 Striche (GELB)

7 Striche (ORANGE)

6 Striche (ROT)

5 Striche (GRÜN)

4 Striche (TÜRKIS)

3 Striche (INDIGO)

2 Striche (VIOLETT)

**Bei den Strichkombinationen immer abfragen,
ob Quer- oder Längsstriche erforderlich sind.**

STEUERZONEN und STEUERPUNKTE

Steuerzonen bzw. Steuerpunkte sind Zonen bzw. Punkte auf der Haut, die für bestimmte Befindlichkeitsstörungen zuständig sind, egal, wo sie sich im Körper befinden.

Verdauung:

Die dazugehörende Steuerzone ist der **rechte Handrücken**. Harmonisierend wirken hier entweder:

- ➢ 5 Striche grün (quer über den Handrücken) oder
- ➢ Punkt mit Kreis in Grün

Therapievorschlag:

a) Verstopfung:

Die höchste Dosis sind 8 Striche gelb, dann 7 bzw. 6 Striche. Das Endziel sind 5 Striche grün.

b) Durchfall:

Die höchste Dosis sind 2 Striche Violett (evtl. ausnahmsweise 1 Strich schwarz), dann 3 und 4 Striche. Das Endziel sind 5 Striche grün.

Blutdruck:

Der Steuerpunkt ist die rechte Ellbogenbeuge innen.

Bluthochdruck: (Hypertonie)

a) physischer Bereich:

Die Störungsursache liegt sehr oft bei zu viel Druck von Außen und Innen.

Vorschlag: 5 Längsstriche in Grün
            Blaues Y nach unten offen

b) emotionaler Bereich:

Dieser ist va karmisch bedingt und daher bietet sich an:

Vorschlag: Punkt mit Kreis in Grün
            Punkt mit Kreis mit Pentagramm
            Punkt mit Kreis mit Septagramm

niedriger Blutdruck: (Hypotonie)

a) physischer Bereich:

5 Längsstriche Grün
Rotes Y nach oben hin offen

b) psychisch-emotional (va karmisch bedingt)

Vorschlag: Punkt mit Kreis
Punkt mit Kreis und Pentagramm oder Septagramm
Karmaauflösungszeichen

Die **linke Ellbogenbeuge** ist zuständig für Selbstzerstörung bzw. Autoimmunreaktionen, die durch Viren ausgelöst wurden.

Vorschlag: Selbstzerstörungszeichen
Karmaauflösungszeichen

Entzündungen (aller Art)

Die Steuerzone ist die Handwurzel innen. Treten Entzündungen in der

➢ linken Körperhälfte auf, dann ist es die linke Handwurzel
➢ rechten Körperhälfte auf, dann ist es die rechte Handwurzel
➢ Körpermitte auf, (zB Blase, Magen, Hals, Bauchspeicheldrüse) dann beide Handwurzeln

Vorschlag: 5 Striche grün, Quer
Punkt mit Kreis

Gefühlspunkte:

Die Gefühlspunkte sind links und rechts hinter den Ohren.

Vorschlag: Rotes Y
5 grüne Längsstriche

48

Fieberpunkt:

Der Fieberpunkt liegt zwischen dem 4./5. Halswirbel.

<u>Vorschlag:</u>   5 grüne Längsstriche

Hormonpunkt:

Der Hormonpunkt liegt zwischen dem 6./7. Halswirbel und wird auch „Witwenbuckel" genannt, da er häufig einen Höcker hat.

<u>Vorschlag:</u>   5 senkrechte Striche, Grün

HAUT:

Die Hautsteuerzone sind der rechte und linke Unterarm innen.

> ➤ links, insbesondere bei viral-neuronal
> ➤ rechts, insbesondere bei psychisch-bakteriellen

Ursachen.

Im Normalfall sind alle Hautprobleme karmisch bedingt und daher das Karmaauflösungszeichen zu empfehlen.

Akne:

Akne ist ein Hinweis dafür, dass es ein Mutterproblem gibt, das häufig karmisch bedingt ist. Evtl. gibt es auch eine Lepraerkrankung in einem früheren Leben.

Vorschlag: 5 Striche grün
Grünes Doppel-Y
Punkt mit Kreis
Karmaauflösungs- oder –aufarbeitungszeichen

Vitiligo (Weißfleckenkrankheit)

Evtl. karm. Hintergrund: in einem früheren Leben wurde die Haut
abgezogen.

Vorschlag: (s. Akne)

50

Psoriasis (Schuppenflechte)

Evtl. karm. Hintergrund: Pest

Vorschlag: (s. Akne)

Neurodermitis:

Evtl. karm. Hintergrund: Verbrennen in einem früheren Leben

Vorschlag: (s. Akne)

Lymphe:

Die Lymphe ist das Abwassersystem des Körpers und hat „keine Pumpe". Das bedeutet, Bewegung ist unerlässlich.

Die Steuerpunkte der Lymphe im Kopfbereich liegen schräg von oben beginnend hinter den Ohren, zum Hals hin verlaufend, wobei das

- ➢ rechte Ohr für emotionales Loslassen alter Gefühlsmuster
- ➢ linke Ohr für mentales Loslassen alter Gedankenmuster

steht.

Vorschlag: unter dem Ohr 5 grüne Querstriche

Die Steuerpunkte der Lymphe bei der Leiste stehen

- ➢ rechts für Lebensangst und
- ➢ links für Todesangst

wobei die Ursachen meist karmisch bedingt sind!

Parasitenpunkt: (Mykosepunkt)

Der Parasitenpunkt liegt ca. 8 – 10 cm über der linken Brustwarze und beinhaltet die Steuerpunkte für

- ➢ Parasiten
- ➢ Bakterien
- ➢ Amöben
- ➢ Pilze

Außerdem steht der Parasitenpunkt für die Annahme der eigenen Weiblichkeit.

Vorschlag: Längsstriche
               Rotes Y
               Punkt mit Kreis

Empfehlenswert ist außerdem das

➢ Mykosekarten Testset
   ISBN: 978-3-934196-85-8
   Ehlers Verlag

Zellerneuerungspunkt:

Der Zellerneuerungspunkt liegt am unteren Rand des rechten Ohres, ca. 2 cm nach innen und ca. 2 cm nach oben.

Empfehlenswert bei Krebs, Geschwüre, Tumore, Leberzirrhose

Vorschlag: Rotes Y

Schlafstörung:

Der Schlafstörungspunkt ist analog dem Zellerneuerungspunkt, jedoch am linken Ohr, ca. 2 cm nach hinten und nach oben.

Vorschlag: Rotes Y

Allergien:

Die Allergiesteuerpunkte liegen vor dem

> ➢ rechten Ohr bei psychisch-bakteriellen und
> ➢ linkem Ohr bei neuronal-viral

bedingten Störungen.

Vorschlag: Querstriche

Trauerpunkte:

Die Steuerpunkte sind rechter und linker Ellbogen, außen.

Vorschlag: Punkt mit Kreis

Suchtpunkt des Bauchhirns:

Dieser Punkt ist oberhalb der Nabelregion, ca. 8 – 10 cm.

Vorschlag: Rotes Y
              Selbstzerstörungssymbol

Weitere wichtige Anwendungsbeispiele:

Schnupfen:

Vorschlag: je 5 Striche grün rechts und links am Nasenrücken schräg nach unten, wobei sich die Striche am Nasenrücken nicht berühren dürfen!

Nieren:

> linke Niere: oberhalb der linken Niere 5 Längsstriche
> rechte Niere: oberhalb der rechten Niere 5 Querstriche

Ist eine der beiden Nieren schwächer, dann

> auf jeder Niere einen Punkt mit Kreis und
> beide mit der Lemniskate verbinden.

Migräne:

Der Grund der Migräne ist meistens eine Blockade des 2. Halswirbels.

Vorschlag: links und rechts neben dem Halswirbel (Gefühlsstaupunkt)
5 Längsstriche grün, sowie evtl.
auf der Stirn 5 Querstriche

Schwindel:

Häufig ist der Grund des Schwindels eine Störung des Informations-
flusses zwischen dem Stammhirn und dem 1. Halswirbel.

Vorschlag: 5 Längsstriche, grün

Schilddrüse (Nebenschilddrüsen):

Auf dem linken und rechten Schilddrüsenlappen befinden sich kleine
Nebenschilddrüsen, die ua das somatotrope Wachstumshormon sowie den Magnesium-Calcium-Stoffwechsel steuern.

Daher ist abzufragen, welcher Schilddrüsenlappen bzw. Neben-
schilddrüse betroffen ist.

Vorschlag:

bei Unterfunktion: rotes Y
bei Überfunktion: blaues Y
bei Wechselfunktion: Grünes Doppel-Y
bei „Hashimoto-Syndrom": Selbstzerstörung

Thymusdrüse:

Die Thymusdrüse ist für die Immunabwehr zuständig.

Vorschlag: Rotes Y
             „Affentrommeln"
             Halskette mit Türkisstein

Grafiken zu den einzelnen
Steuerzonen und Steuerpunkten!

Um eine leichtere Übersicht zu bekommen, sind die vorhin erwähnten Steuerpunkte bzw. Steuerzonen auf den nächsten Seiten nochmals optisch dargestellt.

Es wurde – um die Übersicht nicht wieder zu verlieren – jeweils nur ein mögliches Symbol dargestellt.

Da – wie vorhin beschrieben – bei

- ➢ Schwindel
- ➢ Migräne bzw.
- ➢ Fieberpunkt
- ➢ Hormonpunkt

diverse Halswirbel beteiligt sind, wird bei der nachstehenden Grafik generell nur ein Mal 5 Längsstriche in Grün über alle 7 Halswirbel angedeutet.

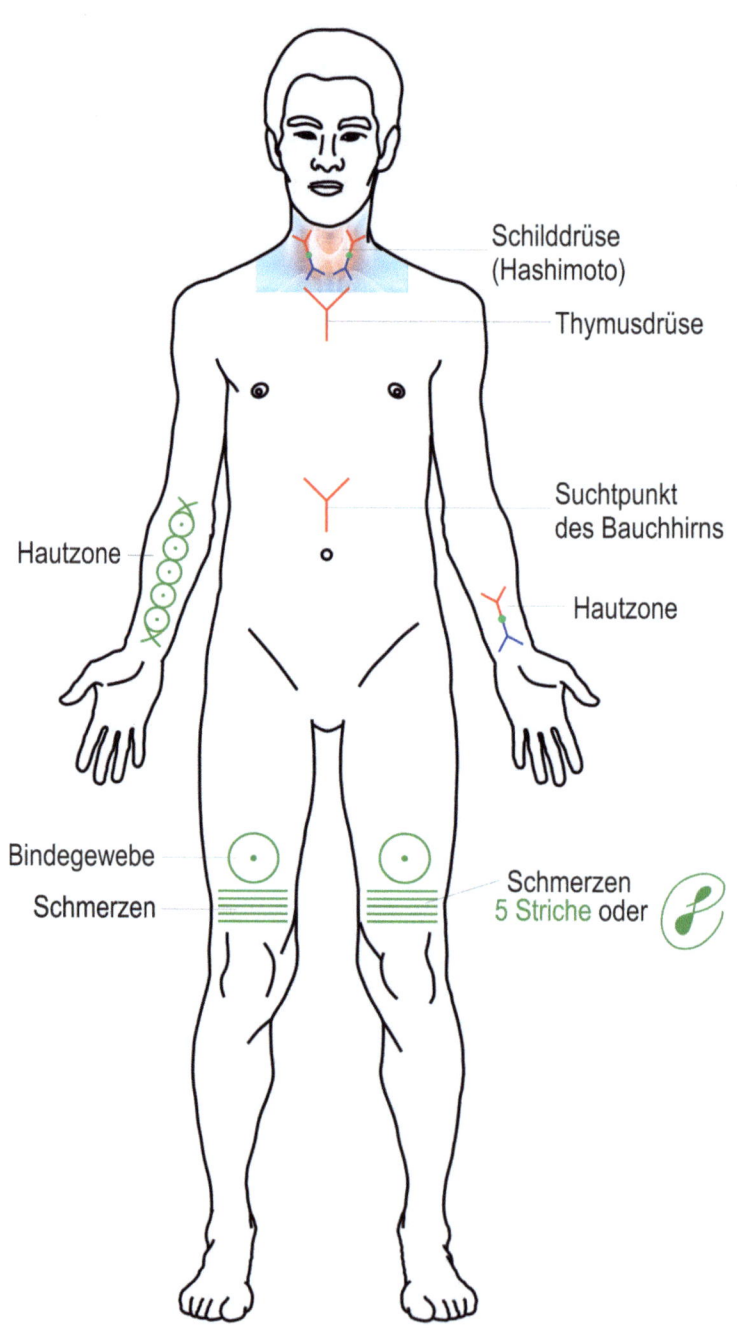

Schilddrüse
(Hashimoto)

Thymusdrüse

Suchtpunkt
des Bauchhirns

Hautzone

Hautzone

Bindegewebe

Schmerzen

Schmerzen
5 Striche oder

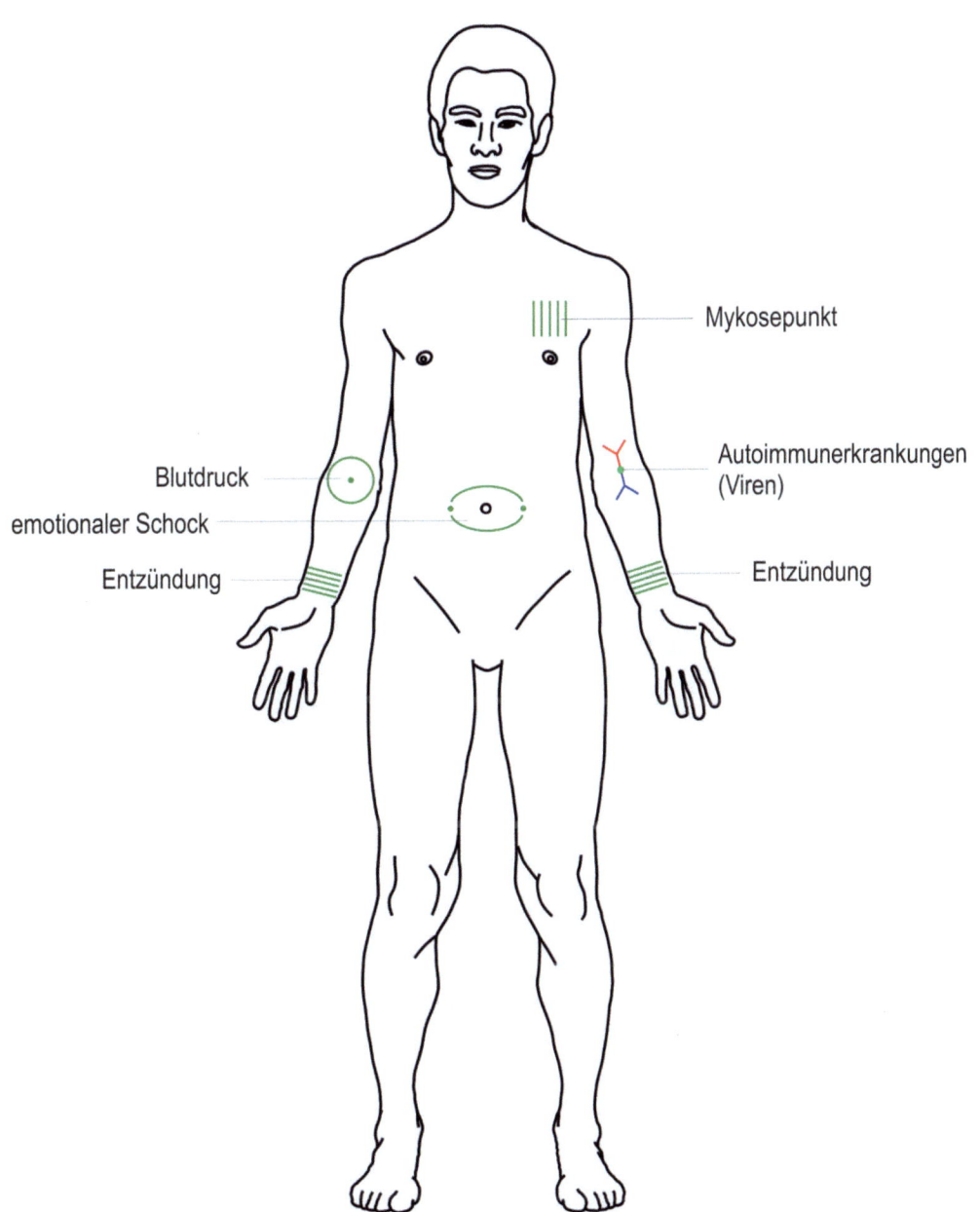

Mykosepunkt

Autoimmunerkrankungen
(Viren)

Blutdruck

emotionaler Schock

Entzündung

Entzündung

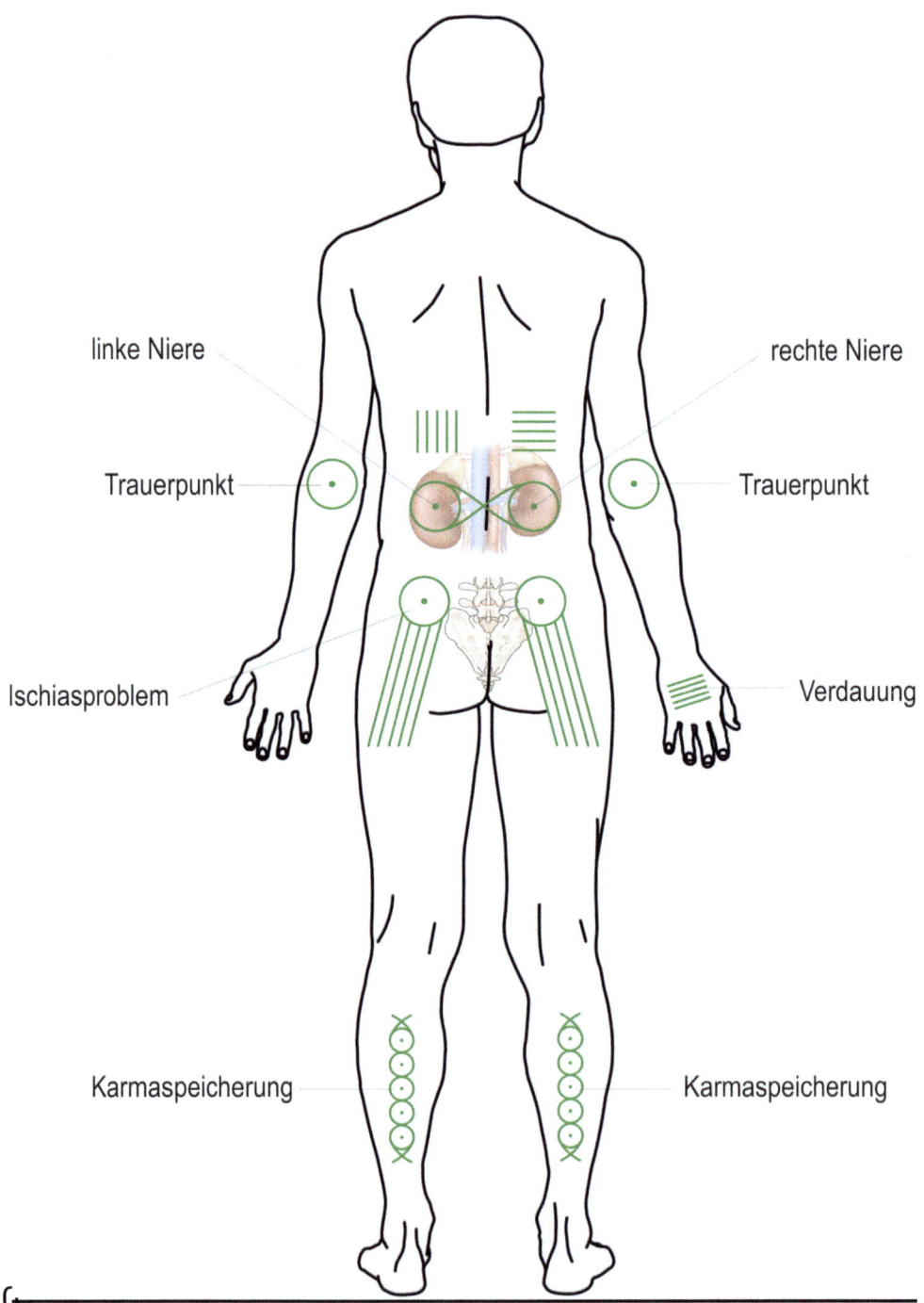

linke Niere

rechte Niere

Trauerpunkt

Trauerpunkt

Ischiasproblem

Verdauung

Karmaspeicherung

Karmaspeicherung

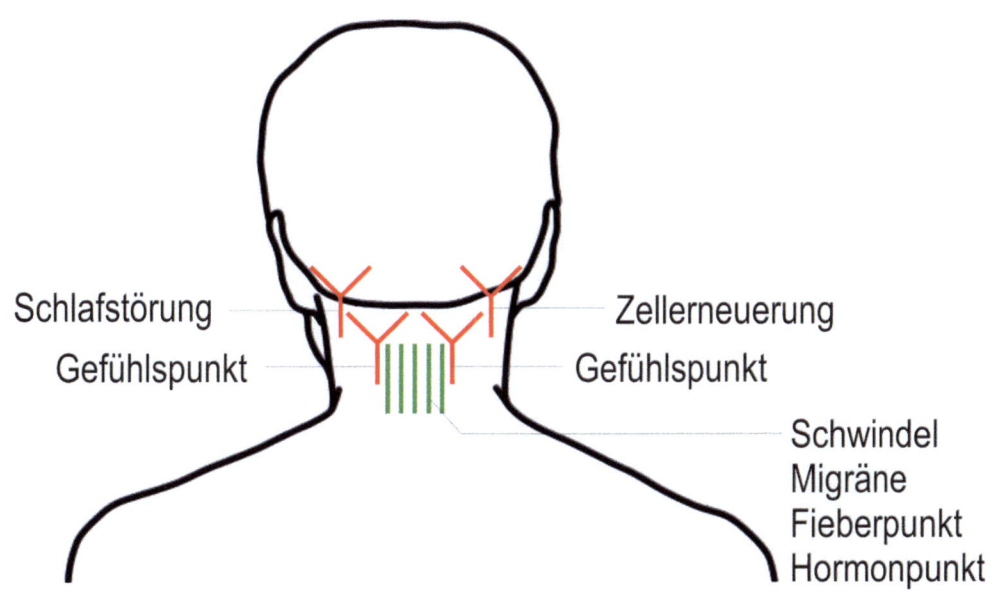

Schlafstörung

Zellerneuerung

Gefühlspunkt

Gefühlspunkt

Schwindel
Migräne
Fieberpunkt
Hormonpunkt

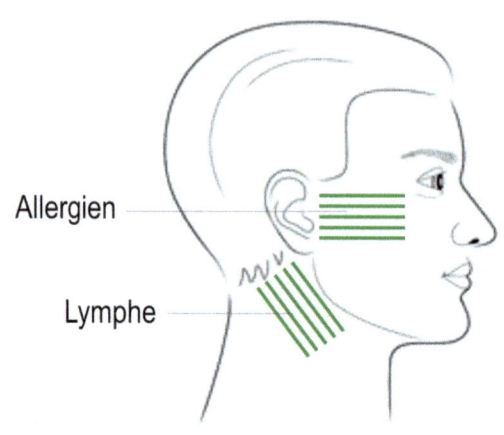

Allergien

Lymphe

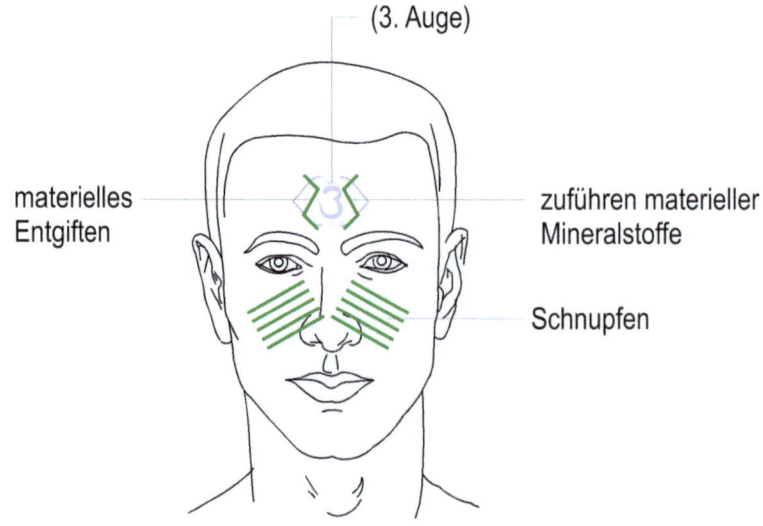

(3. Auge)

materielles
Entgiften

zuführen materieller
Mineralstoffe

Schnupfen

VERSCHIEDENE ANWENDUNSMÖGLICHKEITEN

Grundsätzlich ist die Anbringung kosmischer Symbole direkt auf der Haut die optimale Weise, wobei möglichst abwaschbare und ungiftige Filzschreiber verwendet werden sollten. Wenn dies jedoch aus diversen Gründen nicht möglich ist, gibt es natürlich auch weitere Möglichkeiten. Untenstehend werden einige vorgestellt.

Visualisierung

Bei der Visualisierung stellst du dir die entsprechenden Symbole an der betreffenden Hautstelle einfach vor. Das solltest du alle 10 bis 15 Minuten wiederholen.

Anbringung mittels Fingernägel

Dabei bringst du auf die entsprechende Hautstelle mittels Druck der Fingernägel das Symbol auf die Haut auf. Das solltest du alle 10 bis 15 Minuten wiederholen.

Anbringung mittels UV-Stiftes

Der Vorteil der Anbringung mittels UV-Stiftes ist, dass die Symbole nicht sichtbar sind. Der Nachteil ist, dass es, meines Wissens nach, nur einen giftfreien UV-Stift gibt, der kaum zu bekommen ist. Die Farbwirkung ist ebenfalls nicht gegeben, sodass ca. 30 % Wirkung der Symbole eingebüßt wird.

Fernbehandlung

Ist eine direkte Aufbringung – egal welcher Art – auf die Haut nicht möglich, gibt es auch die Möglichkeit einer Fernbehandlung. Hierzu findest du auf der nachfolgenden Seite eine Skizze, in der du einfach

- ➢ den Namen der zu behandelnden Person, sowie
- ➢ die Adresse einsetzt, und
- ➢ die entsprechenden Symbole auf die Skizze zeichnest

NAME: _____

ADRESSE: _____

GEB.DATUM: _____

FOTO:

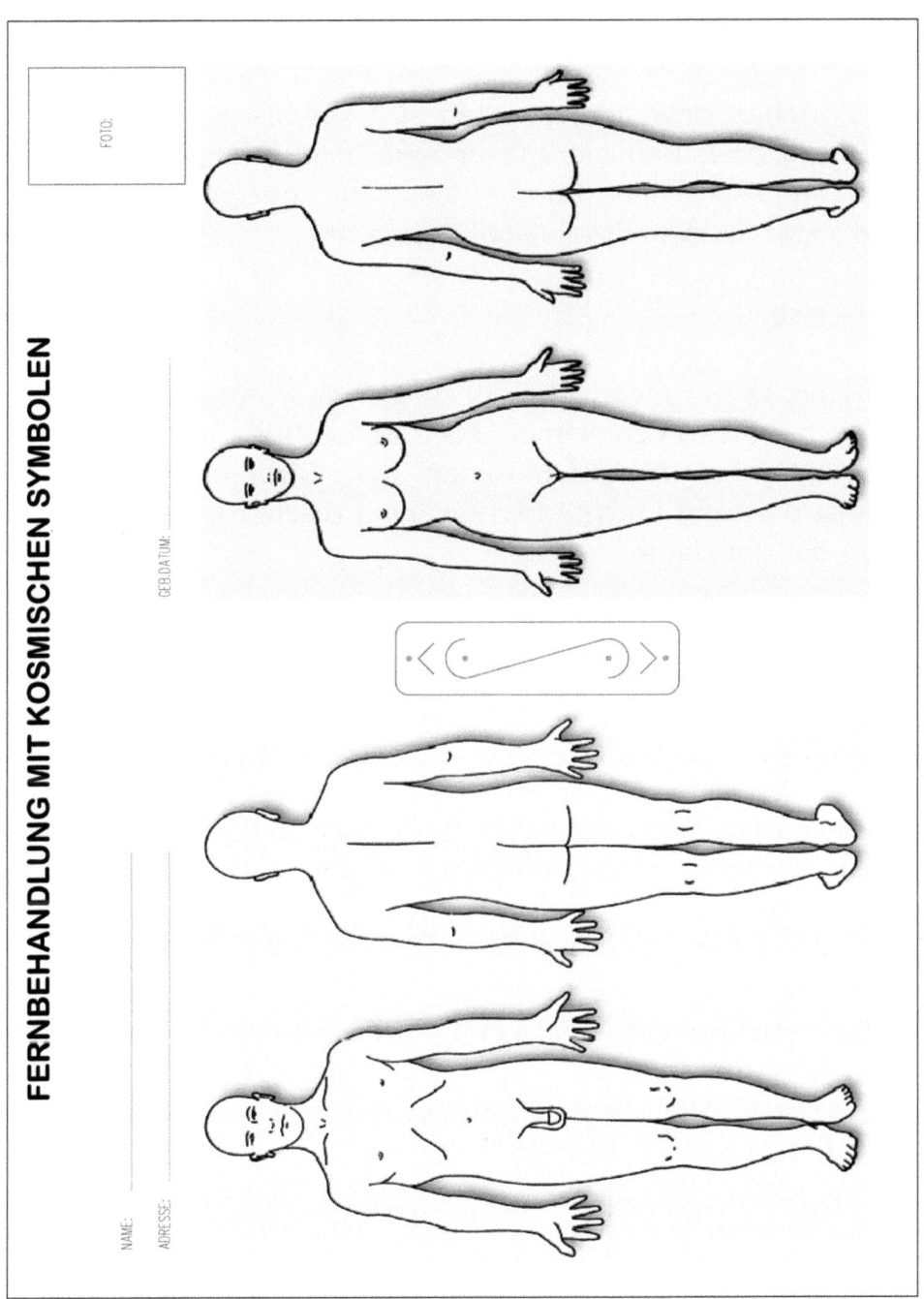

BOTENSTOFFE, HORMONE und „kosmische Symbole"

In der praktischen Anwendung haben sich kosmische Symbole für die Aktivierung bzw. Reduzierung und Harmonisierung von Boten-stoffen im menschlichen Körper als sehr geeignet erwiesen, manchmal sogar als die einzige Möglichkeit.

Vorgehensweise:

- ➢ du schreibst in einen grünen Punkt mit Kreis (Durchmesser möglichst 8 cm) den Namen des Botenstoffes
- ➢ evtl. die entsprechende Summen- bzw. Strukturformel (diese kannst du leicht im Internet ausfindig machen), jedoch reicht auch nur der Name

Auf diesen beschriebenen grünen Punkt mit Kreis (Kärtchen) stellst du ein Glas Wasser. Die ausgesandte Information ist im Wasser in ca. 5 Minuten bereits gespeichert. Dieses informierte Wasser trinkst du schluckweise.

Empfehlenswert ist, dieses Kärtchen zu laminieren bzw. in eine Plas-tikfolie (Ausweishülle) zu geben, damit es durch das Wasser nicht aufgeweicht wird.

Für den Menschen ist hochwertiges (möglichst Leitungs- bzw. Quellwasser) außergewöhnlich wichtig. Der Mensch und auch die Erdoberfläche bestehen zu 67 – 70 % aus Wasser. Bestimmte wich-tige Organe wie Augen, Leber, Gehirn, Nieren, Herz, Bauchspeichel-drüse bestehen sogar aus über 85 % Wasser.

Wasser ist von allen Substanzen der beste Informationsspeicher. Es ist jedoch eine Dipol-Antenne. Das bedeutet, es nimmt sowohl positive als auch negative Informationen gleichermaßen auf. (Vgl. dazu die Wasserbilder bzw. das Buch von Dr. Masaru Emoto.)

Wasser ist daher ein optimaler Informationsträger im menschlichen Organismus, da es die harmonisierende Information direkt in die entsprechenden Organe bzw. Körpersysteme bringt und jede Zelle erreicht.

Die Dauer der Anwendung dieser Harmonisierung kann sich jedoch über Tage, Wochen oder sogar Monate erstrecken.

Anwendungsbeispiel:

Beispielsweise stellst du eine Störung bei Histamin fest. Wie vorne beschrieben, hast du jetzt 4 verschiedene Möglichkeiten der „Y-Anwendung"!

> Du schreibst „Histamin" in den Punkt mit Kreis und evtl. die entsprechende Summen- bzw. Strukturformel dazu.
> Du testest das entsprechende Zeichen aus und zeichnest es darüber. Damit ist das Informationskärtchen fertig.

Im Normalfall wirst du bei Histamin ein blaues Y brauchen. Teste jedoch das benötigte Zeichen immer aus, da Menschen individuell sind und nie eine allgemein gültige Regel vorausgesetzt werden sollte.

Auf der nächsten Seite siehst du als Beispiel die 4 Möglichkeiten abgebildet, wobei im vorstellten Kärtchen zusätzlich die Strukturformel eingesetzt ist.

Diverse „Y"-ANWENDUNGSMÖGLICHKEITEN

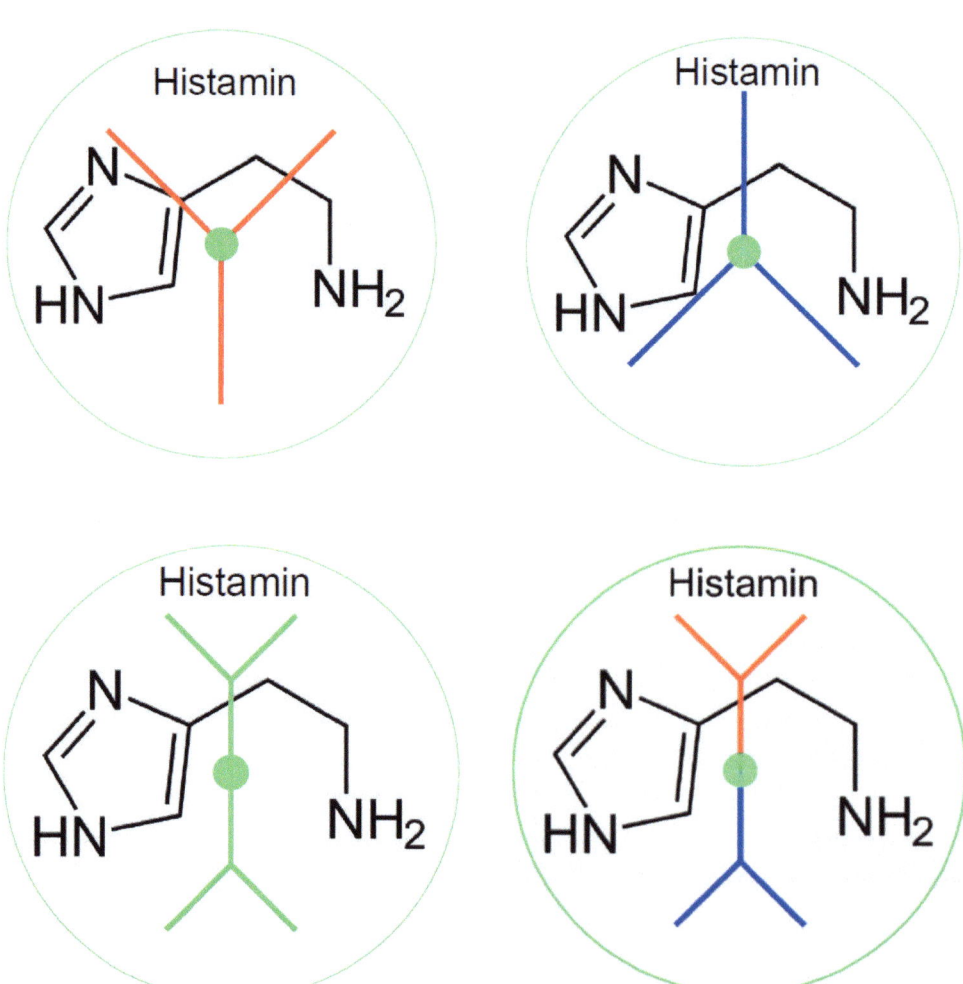

Grüner Punkt mit Kreis im Durchmesser von 8 cm

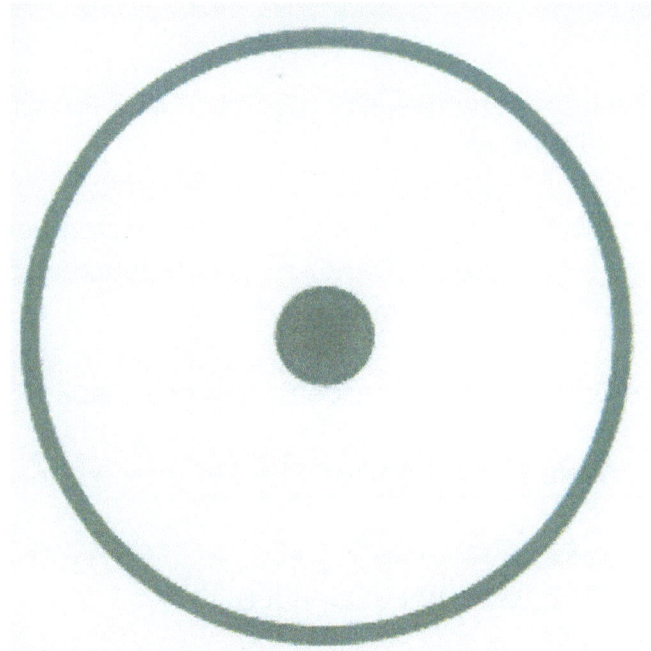

Hier ist der vorhin erwähnte Punkt mit Kreis genau im Durchmesser von 8 cm. Diesen kannst du kopieren oder abpausen.
Dadurch hast du eine wesentliche Erleichterung der diversen
Anwendungsmöglichkeiten. Der Punkt kann natürlich auch
kleiner sein.

Auf den nächsten Seiten findest Du von einen Testbogen der wichtigsten Botenstoffe. Die dabei ausgetesteten „Y"-Formen fügst du einfach (analog zum obigen Beispiel bei Histamin) in den Punkt mit Kreis ein.

Bei <u>Dopamin</u> ist es empfehlenswert, zusätzlich den Prozentsatz zu ermitteln, da es bei Werten

zwischen 30 und 40 % zu Selbstzerstörungsprozessen kommen kann. Daher ist das Selbstzerstörungszeichen anzuwenden.

zwischen 40 und 50 % Dopamin zugeführt werden soll

über 60 bzw. 70 % zu Suchtprogrammen kommen kann. Daher ein

> ➢ blaues Y oder
> ➢ Selbstzerstörungssymbol anwenden.

Die Ermittlung des Prozentsatzes ist nur für dich als zusätzlicher Informationsträger interessant, da ja beim Testen sowieso das Ergebnis ermittelt wird.

TESTBOGEN – BOTENSTOFFE (Quelle: Dr. Diethard Stelzl)

#	NAME	Y	人	ⵣ	Y
1	Acetylcholin				
2	Adrenalin				
3	Adrenocorticotropes Hormon (ACTH)				
4	Albumin				
5	Aldosteron				
6	Androsteron				
7	Anisomycin = Flagecidin				
8	Calcitonin				
9	Corticotropin-Releasing-Hormon (CRH)				
10	Cortisol				
11	Cortison				
12	Dehydroepiandrosteron (DHEA)				
13	Dimethyltryptamin (DMT)				
14	Dopamin				
15	Estrogene = Östrogene				
16	Folikelstimulierendes Hormon (FSH)				
17	Galanin				
18	Gamma-Amino-Buttersäure-Acetat (GABA)				
19	Gastrin				
20	Glukagon				
21	Glutamin				
22	Glutamat				
23	Glutathion				
24	Glycin				
25	Gonadoliberin				
26	Gonadotropine				
27	Heparin				
28	Histamin				

#	NAME	Y	⅄	Y	Y
29	Insulin				
30	Leptin				
31	Luteinisierendes Hormon				
32	Melatonin				
33	Mepyramin				
34	Noradrenalin				
35	Östradiol				
36	Oxytocin				
37	Parathormon				
38	Pepsin				
39	Progesteron				
40	Prolaktin				
41	Renin				
42	Rhodiola				
43	Serotonin				
44	Sekretin				
45	Somatostatin				
46	Somatropin				
47	Taurin				
48	Testosteron				
49	Theanin				
50	Thyreoliberin (TRH)				
51	Thyroxin				
52	Vasopressin				

Die ENDOKRINEN DRÜSEN und ihre wichtigsten HORMONE

1. ZIRBEL- bzw. PINEALDRÜSE oder EPIPHYSE:

Serotonin
Melatonin
Vasotocin
Endorphine

2. HIRNANHANG- bzw. PITUITÄRDRÜSE oder HYPOPHYSE:

Somatostatin (aus dem Hypothalamus)
Lactotropes Hormon (LTH)
Somatotropin
Prolaktin
Thyreotropin (TSH)
Adrenocorticotropes Hormon (ACTH)
Follikelstilmulierendes Hormon (FSH)
Luteinisierungshormon (LHRH)
Zwischenzellstimulierendes Hormon (ICSH)
Melanocyten-stimmulierendes Hormon (MSH)
Melanophorenhormon
Oxytocin
Vasopressin
Gonadotropes Hormon (GTH)
Pankreotropes Hormon (PTH)
Somatatropes Hormon (STH)

3. SCHILDDRÜSE:

Thyroxin
Dijodotyrosin
Trijodthyronin
Thyreocalcitonin

4. NEBENSCHILDDRÜSEN oder EPITHELKÖRPERCHEN

Parathormon (PTH)
Kalzitonin

5. THYMUSDRÜSE:

Thymopoletin
Retin
Polyeptid
Glykopeptid

6. NEBENNIEREN oder ADRENALINDRÜSEN mit NEBENNIERENRINDEN (CORTEX):

Cortine = Cortison
Hydrocortison und Corticosteron
Dopamin
Adrenalin
Noradrenalin (Arterenol)
Dehydroeplandrosteronsulfat (DHEAS)
Aldosteron

7. BAUCHSPEICHELDRÜSE oder PANKREAS:

Insulin
Glukagon
Pankreozymin

8. KEIMDRÜSEN

8.1 Weibliche Eierstöcke (OVARIEN)

Östrogene = Östradiol, Östron, Östriol
Gelbkörperhormone = Progesteron, Cyproteronacetat,
Spironolacton
Androgene = männliche Hormone: Testosteron, Androstendion

8.2 männliche HODEN

Testosteron
Androsteron
Androstendion
Dihydrotestosteron (DHT)

KOSMISCHE SYMBOLE im HUNA-GEDANKENGUT

Kosmische Symbole sind optimal mit dem Huna-Gedankengut bzw. Huna-Heilungstechniken kombinierbar.

Es gibt zahlreiche erfolgreiche Methoden um

➢ Gedankenprogramme
➢ Gedankenmuster
➢ Ahnenprogramme
➢ usw.

umzuprogrammieren.

Ich habe beim Umprogrammieren mittels kosmischer Symbole sehr gute Erfahrungen gemacht.

Du möchtest beispielsweise das Programm **„Liebe bekomme ich nur durch Leistung"** umprogrammieren. Dabei gehst du folgendermaßen vor:

➢ Du schreibst das Negativprogramm in einen grünen Punkt mit Kreis (optimal ist ein Kreisdurchmesser von 8 cm)

➢ machst 23 Andreaskreuze darüber, (diese polen um)

➢ trinkst schluckweise das dadurch informierte Wasser (im Normalfall reichen dabei 4 Tage – jedoch unbedingt austesten)

> anschließend schreibst du das Positivprogramm in einen grünen Punkt mit Kreis (in diesem Beispiel evtl. **„Ich werde geliebt"**,

> machst ein Rotes Y darüber und

> trinkst wieder schluckweise das Wasser (wahrscheinlich ebenfalls 4 Tage - austesten)

Du kannst natürlich auch eine **komplette Definition eines Ho'oponoponos** in einen grünen Punkt mit Kreis schreiben. Dabei benötigst du wahrscheinlich einen größeren Kreis. Empfehlenswert ist dann, diesen vollgeschriebenen Kreis auf einen Kreis mit einem Durchmesser von 8 cm zu verkleinern. Die Information des Geschriebenen bleibt ja erhalten, auch wenn du es durch die Verkleinerung nicht mehr lesen kannst.

Die angewandte Technik ist wie oben beschrieben. Wahrscheinlich wirst du jedoch durch die Informationsfülle keine geeignete Positivformulierung finden. Dann schreibst du einfach eine immer gültige Positivformulierung wie beispielsweise

> ich bin gesund
> ich bin geliebt
> bzw. was grundsätzlich zur Definition passt

Wenn für dich diese grundsätzlich gültigen Positivformulierungen zu deiner Definition nicht stimmig sind, machst du einfach ein Rotes Y in den grünen Kreis hinein. Dein System (Inneres Kind) weiß sowieso, was du damit meinst!

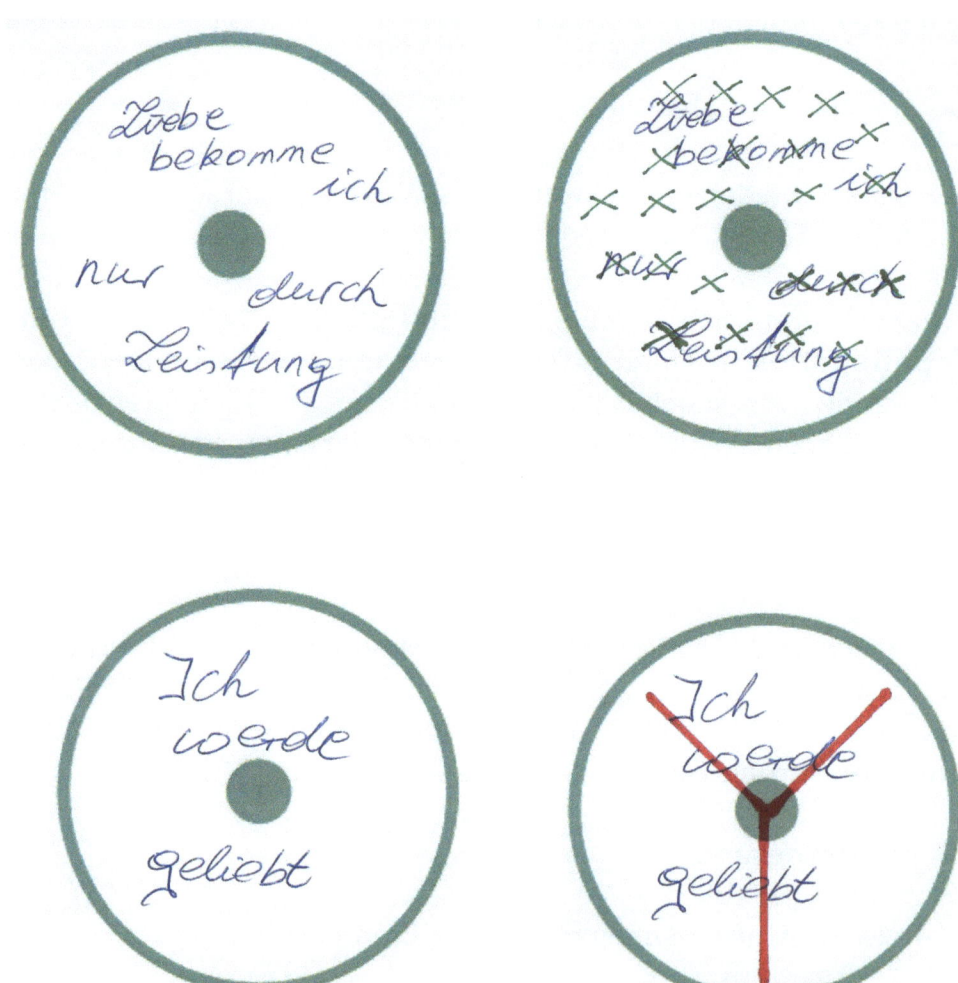

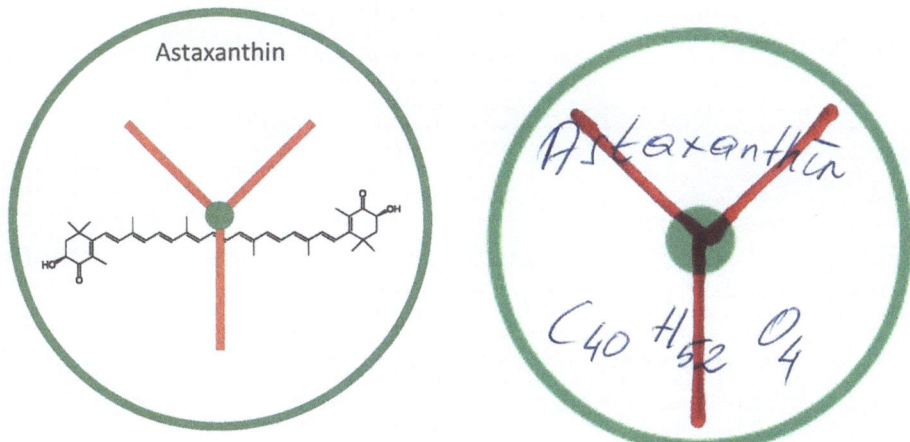

Wie du aus diesem Beispiel leicht ersehen kannst, ist es in der praktischen Anwendung meistens so, dass du – wenn du nicht gerade ein ausgesprochener PC-Anwender bist – dir aus dem Internet die entsprechende Summenformel holst und das Kärtchen handschriftlich anfertigst. Natürlich reicht auch nur der Name ohne Summen- bzw. Strukturformel.

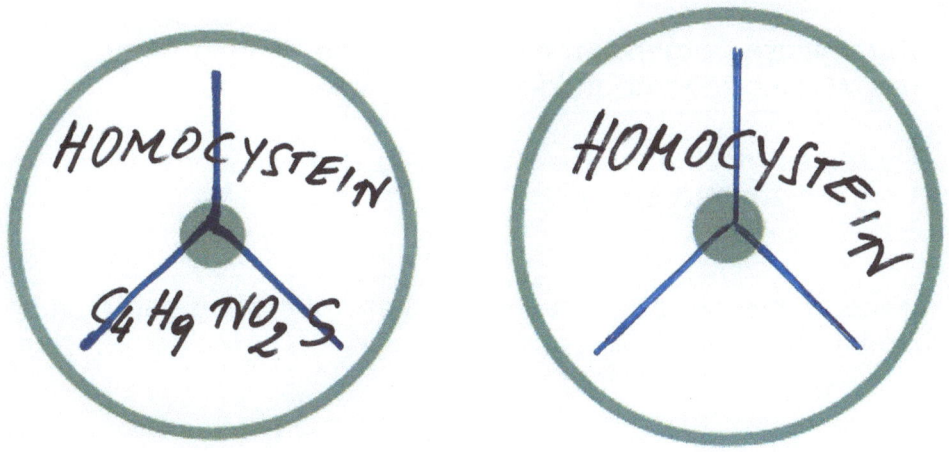

„LINKS-RECHTS-MERIDIAN"

Hervorragend hat sich folgende Vorgangsweise, die auf Erich Körbler zurückgeht, bewährt.

Du stellst beispielsweise eine Steinobstallergie fest!

Vorgangsweise:

> ➢ Du schreibst Steinobstallergie auf ein Blatt Papier (bestenfalls in einen Punkt mit Kreis im Durchmesser von 8 cm).

> ➢ Du testest das entsprechende Harmonisierungssymbol aus und zeichnest es darüber.

> ➢ Dieses Kärtchen nimmst du in die linke (aufnehmende) Hand.

> ➢ In die rechte (abgebende) Hand nimmst du ein gefülltes Glas, möglichst mit energiehältigem (kohlensäurefreien) Wasser. Das Glas soll neutral sein. Das bedeutet, ohne Aufschrift oder dgl.

> ➢ Du siehst das Kärtchen ca. 3 – 4 min lang an.

> ➢ Durch diese Vorgehensweise hast du die Heilinformation in das Wasser geprägt und kannst es trinken.

> ➢ Du testest noch aus, wie oft pro Tag und wie lange dieser Vorgang zu machen ist.

Falls du therapeutisch tätig bist, macht diesen Vorgang natürlich der zu Behandelnde.

Erweiterte „Links-Rechts-Meridian" Methode

Zum Beispiel der Steinobstallergie vorhin muss es ja in diesem Leben irgendwann einmal einen auslösenden Moment gegeben haben.

Du fragst daher den Zeitpunkt dieser Ursachensetzung ab. Dieser kann auch Jahre vor dem Ausbruch der Allergie stattgefunden haben.

Beispielsweise bringst du als Testergebnis heraus, dass der verursachenden Zeitpunkt im Alter von 3 Jahren und 6 Monaten stattfand.

Daraus ergibt sich folgende Vorgangsweise:

> Du schreibst - genauso wie vorhin beschrieben – Steinobstallergie auf ein Kärtchen.

> Du testet wiederum das Harmonisierungssymbol aus und zeichnest es darüber.

> Du nimmst das Kärtchen wieder in die linke Hand.

> In der rechten Hand hältst du das mit Wasser gefüllte Glas.

> Du siehst das Kärtchen wieder ca. 4 min lang an und sprichst wiederholend immer wieder laut, **„ich bin 3 Jahre 6 Monate - Steinobstallergie"**

Natürlich kannst du diese beiden Methoden auch „mischen". Das bedeutet, du schreibst auf das Kärtchen auch den Zeitpunkt der Ursachensetzung und siehst es zur Übertragung an.

Der Vorteil dieser genannten Methoden ist, dass du dich (bzw. der zu Behandelnde) mehrmals pro Tag durch die durchzuführende Informationsübertragung mit dem Thema bewusst beschäftigen musst.

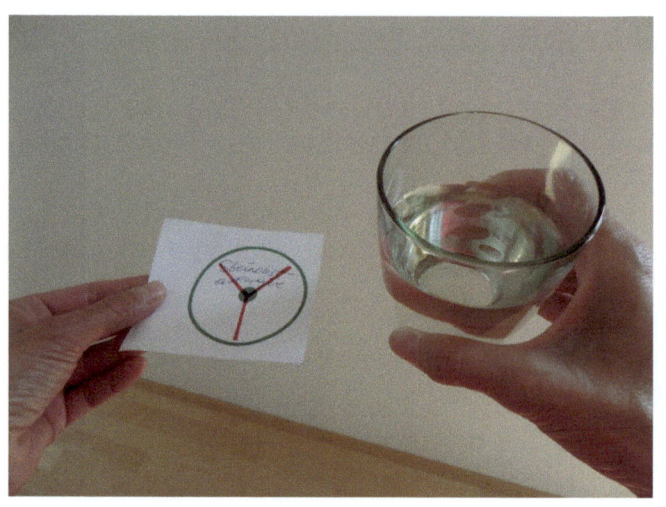

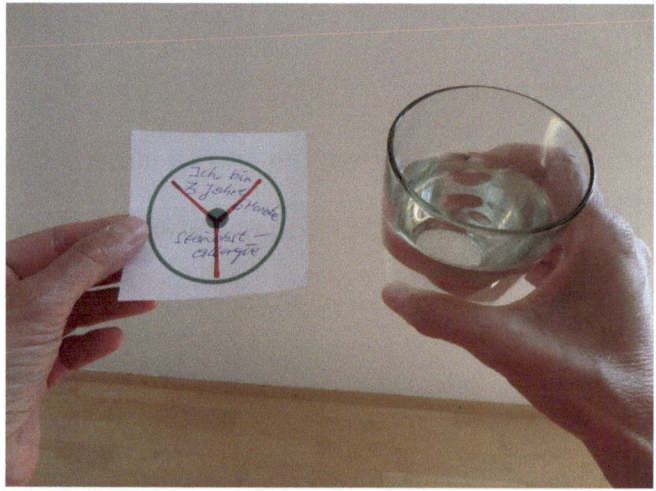

Diese Vorgehensweise hat sich bei den immer häufiger auftretenden
Lebensmittelunverträglichkeiten ebenfalls als äußerst effektiv erwiesen.

Nachstehend findest du von den wichtigsten Lebensmitteln eine
Testliste.

TESTLISTE der
wichtigsten LEBENSMITTEL

ÖLE:
Distelöl
Erdnussöl
Kürbiskernöl
Maisöl
Nussöl
Olivenöl
Sesamöl
Sojaöl
Sonnenblumenöl

GETREIDE:
Buchweizen
Gerste
Hafer
Hirse
Mais
Naturreis
Roggen
Roter Reis
Weißer Reis
Weizen
Weizengrieß
Wildreis

GEMÜSE:
Auberginen
Blumenkohl
Brokkoli
Chinakohl
Frühlingszwiebel
Gurke
Knoblauch
Kohl
Kohlrabi
Kraut – rot
Kraut – weiß
Kürbis
Lauch
Mangold
Möhren
Paprika – gelb
Paprika – grün
Paprika – rot
Radieschen
Rettich – schwarz
Rettich – weiß
Ronen
Sauerkraut
Schnittlauch
Sellerie
Spinat
Tomaten
Zucchini
Zwiebel – rot
Zwiebel – weiß

GEWÜRZE:
Basilikum
Bohnenkraut
Dill
Ingwer
Koriander
Kümmel
Liebstöckl
Majoran
Meersalz
Minze
Muskatnuss
Nelken
Oregano
Paprika – gelb
Paprika – grün
Paprika – violett
Pfeffer – bunt
Pfeffer – ganz
Pfeffer – gemahlen
Pfeffer – schwarz
Pfeffer – weiß
Rosmarin
Roter Paprika – scharf
Roter Paprika – süß
Safran
Salbei
Salz
Tausendguldenkraut
Thymian
Zimt

HÜLSENFRÜCHTE:
Bohnen – bunt
Bohnen – grün
Bohnen – weiß
Erbsen – grün
Erbsen – gelb
Käferbohnen
Kichererbsen
Linsen - rot
Linsen – weiß
Sojabohnen

FISCH:
Forelle
Hering
Kabeljau
Karpfen
Schellfisch
Scholle
Dorsch
Lachs
Thunfisch
Zander

ESSIG:
Apfelessig
Balsamico-Essig
Reisessig
Weinessig

GETRÄNKE:

Alkoholfreies Bier
Beerenliköre
Beerenschnäpse
Bier
Bockbier
Cognac
Dunkles Bier
Eierlikör
Grappa
Klarer Schnaps
Kräuterschnaps
Roggenbier
Rotwein
Rum
Starkbier
Weinmischung
Weinspritzer
Weißwein
Weizenbier
Whisky
Wodka
div. Softdrinks

SALATE:

Eissalat
Endiviensalat
Feldsalat
Grazer Krauthäupl
Kopfsalat
Radicchio

DIV. LEBENSMITTEL

Hühnerei
Kakao
Kartoffel
Ketchup
Mayonnaise
Meerrettich
Senf

OBST:

Ananas
Apfel
Aprikose
Banane
Birne
Brombeere
Dattel
Erdbeere
Feige
Grapefruit
Heidelbeere
Himbeere
Honigmelone
Kirsche
Kiwi
Mango
Marille
Orange
Pfirsich
Pflaume
Ribisel – rot
Ribisel – schwarz
Ribisel - weiß
Sauerkirsche
Stachelbeere
Traube
Wassermelone
Weichsel
Zuckermelone
Zwetsche

SÜSSSPEISEN:

div. Kekse
div. Schokoladen
div. Snacks
Gerstenmalz
Honig
Maismalz
Mohn
Reismalz
Rohrzucker - braun
Rohrzucker - weiß
Rosinen
Rübenzucker

Kosmische Symbole und Energiefrequenzen zu den ENERGIEEBENEN
(Quelle: Dr. Diethard Stelzl)

LIEBESENERGIE		**783** (7,83 Hz)
LICHTENERGIE		**119** (11,9 Hz)
WILLENSENERGIE		**690** (690 Hz)
LEBENSENERGIE		**330** (330 Hz)
VITALENERGIE		**141** (141 Hz)

Mit Hilfe dieser Symbole kannst du die einzelnen Energieebenen anheben, indem du das dazugehörende Symbol ansiehst und die danebenstehende Frequenz einige Male laut sprichst. Dabei sprichst du die einzelnen Ziffern und nicht die Zahl aus. Das bedeutet beispielsweise bei der Lichtenergie „eins – eins - neun" und **NICHT** „einhundertneunzehn".

SCHLUSSSÄTZE

Ich hoffe, das vorliegende Buch hat zum Systemverständnis des „Heilens mit kosmischen Symbolen" beigetragen.

In der gängigen Praxis wirst du mit den in diesem Buch erwähnten Symbolen das Auslangen finden. Falls du dich jedoch näher mit dem Thema beschäftigen willst, sind die in der Literaturempfehlung angegebenen Bücher von Dr. Diethard Stelzl äußerst empfehlenswert. Darin findest du auch sehr viele weitere Symbole.

Das vorgestellte, von Dr. Diethard Stelzl weiterentwickelte System, ist einerseits in sich abgeschlossen, andererseits jedoch durch persönliche Erfahrungen weitestgehend erweiterbar. Du entdeckst vielleicht neue Anwendungsmöglichkeiten oder setzt zusätzliche Symbole ein bzw. findest auch neue Steuerpunkte oder Steuerzonen. Es heißt nämlich nicht, dass du, wenn du bestimmte Steuerpunkte bzw. Steuerzonen in diesem Buch oder diversen Büchern von Dr. Diethard Stelzl nicht findest, es diese nicht gibt.

Frage einfach ab, ob es solche gibt. Wenn ja, frage ab wo diese sind und verwende die bekannten Symbole. Wenn du intuitiv bist, bekommst du für gerade diese Steuerpunkte bzw. Steuerzonen die optimal verwendbaren.

Da die meisten Störpotentiale die 1. bzw. 2. Dimension betreffen, bin ich bewusst nicht näher auf Symbole der 3. 4. oder 5. Dimension eingegangen.

Ich wünsche dir noch bei der Anwendung dieses Systems viel Spaß, Erfolg und Experimentierfreudigkeit. Wenn du abfragst „darf ich, kann ich, soll ich", kannst du darauf vertrauen, nichts „falsch" zu machen. Zweifelst du jedoch trotzdem, bleibe bei den 5 Strichen in Grün bzw. bei Punkt mit Kreis.

Herzlichst   *Peter Gether*

LITERATUREMPFEHLUNG

Name/akad. Grad	Vorname	Titel/Verlag/ISBN-Nr.
		Raum&Zeit special 3, Das Lebenswerk Erich Körblers, Ehlers-Verlag, 3-934196-02-0
Emoto	Masaru	Die Antwort des Wassers Koha Verlag, 3-929512-93-3
Emoto	Masaru	Die Botschaft des Wassers Koha Verlag, 3-929512-21-1
Emoto	Masaru	Wasserkristalle Koha Verlag, 3-929512-20-3
Haefeli	Bruno	Mykosekarten Testset, Ehlers Verlag, 978-3-934196-85-8
Herz	Monika	Alte Heilgebete, Nymphenburger Verlag, 978-3-485-01319-2
Stelzl, Dr.	Diethard	Heilen mit kosmischen Symbolen, Schirner Verlag, 3-89767-178-6
Stelzl, Dr.	Diethard	Kosmische Symbole, Schirner Verlag, 978-3-8434-5101-7
Stelzl, Dr.	Diethard	Über die Lichtkraft der Farben in unserer Nahrung, Via-Nova Verlag, 978-3-9364-8655-1
Stelzl, Dr.	Diethard	Botenstoffe mit kosmischen Symbolen aktivieren, Schirner Verlag, 978-3-8434-5092-8
Stelzl, Dr.	Diethard	Heilige Geometrie, Schirner Verlag, 978-3-8434-1112-7
Stelzl, Dr.	Diethard	Heilen mit kosmischen Symbolen, 100 Symbolkarten zur Resonanzbehandlung Schirner Verlag, 978-3-89767-375-5

Bereits vom Autor erschienenes Buch:

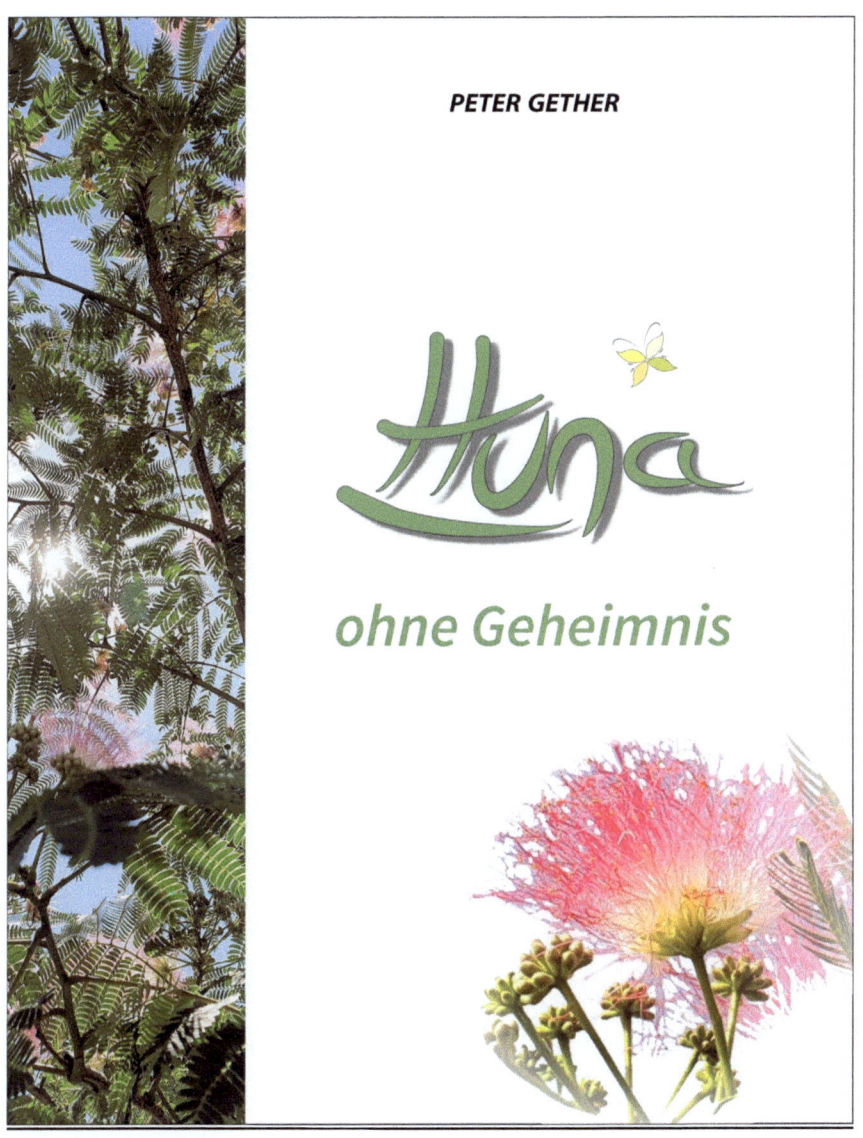

PETER GETHER

Huna

ohne Geheimnis

ISBN: 978-3-75782-899-8 (Paperback)